オペ室からの伝言

心臓外科のマイスターたちが語る
プロフェッショナルの道

200CLUB《トゥー ハンドレッド クラブ》（代表 川副浩平）著

日本医学出版

はじめに

200CLUB代表　川副浩平

　この20年間200CLUBは、メンバー個々の手術手技の洗練と次世代の育成を目的に、ライブ手術とアニマル・ラボを中心とした実学を実践してきました。

　振り返ってみれば200CLUBのことの起こりは、我が国の心臓外科が急速に全国展開し始めた1990年代でした。心臓胸部大動脈手術数が、年間2万件に達したのは日本胸部外科学会発足40年目の1987年のことですが、その後の15年の間に5万件を超えるようになりました。私たちメンバーが巡り合せたのはちょうど心臓外科が隆盛に向かうこの時期で、200CLUBの活動はまさに時代が求める必然であったように思います。何故なら私たちは、長い歴史を経てようやく体系化されつつあった心臓外科を、近代外科として広く浸透させる役回りの世代であったからです。あらゆる手技に精通して、自ら技量を磨きながら後進の成長を促す、メンバーの誰もがそのことを心得ていて、専門とする分野を究めることに意欲的でした。私自身は弁形成術に自信を深めていて、その普及を目指していた時期でした。

当初私たちは、ビデオセッションで互いの手術を学ぶことから始めましたが、自らの研鑽と若手の教育のための最も有効な手段として、緊張感を共有しながら自らが体現しつつある手術を直に伝えられるライブ手術に行き着いたのです。後に、メンバーが手術の実技指導を直接行うアニマル・ラボも取り入れ、実学の充実を図りました。

しかし、今や心臓外科手術は標準化され、手術治療の進展がカテーテル手術によってもたらされる中で、私達が伝えるべき実学はもはや見当たらなくなっていました。そして200CLUBは当初の目的を既に達成し、我が国の心臓外科治療の充実に些かの貢献をしてきたという自負をもって、2017年の第16回ライブセミナーで活動を終え、2018年2月閉会致しました。

本書は、各メンバーが「それぞれのライブ手術、外科医としての矜持、またこれからの心臓外科の将来像」について語った閉会記念座談会の記録と、次世代の心臓外科医へ書き記したメッセージをまとめたものです。実学に取り組んできた200CLUBの愚直な心根を感じていただき、また同じ道を歩もうとする若い後進の心構えに僅かでも響くことがあるなら、私たちにとってこの上ない喜びであります。

末筆ながら、これまでの皆様のご厚誼に深く感謝申し上げ、また、200CLUBの活動に長年にわたってご支援を賜りました協賛各社のご厚情に対して、改めて深甚の謝意を表します。

目次

I

200CLUB座談会

心臓血管外科の未来へ

<出席者>

司会
川副 浩平 （関西医科大学総合医療センター 心臓血管病センター長）

大北 裕 （神戸大学 大学院医学研究科教授）
岡林 均 （東京医科大学 心臓血管外科兼任教授）
荻野 均 （東京医科大学 心臓血管外科主任教授）
角 秀秋 （福岡市立こども病院 副院長）
小宮 達彦 （倉敷中央病院 心臓血管外科主任部長）
坂本 喜三郎（静岡県立こども病院 院長）
佐野 俊二 （カリフォルニア大学サンフランシスコ校 小児心臓胸部外科教授）
高梨 秀一郎（榊原記念病院 副院長・心臓血管外科主任部長）
高橋 幸宏 （榊原記念病院 副院長・心臓血管外科小児主任部長）
田嶋 一喜 （名古屋第二赤十字病院 副院長）
松居 喜郎 （北海道大学 大学院医学研究院教授）
夜久 均 （京都府立医科大学 外科学教室教授）

（50音順・肩書は座談会開催時・2018年2月21日）

第一部　すべてを見せるライブ手術からの学び

「真似る」ことで磨かれる技術

川副　私が国立循環器病センターから岩手医科大学に移った1992年頃は、ちょうど心臓外科医の世代交代が始まった時期でした。学会などで周りを見渡しても、学会が若い人たちに新しい手術を教えていくということには疑問を感じざるをえませんでした。それならば、新しい手術に熱心に取り組んでいる自分たちの世代が集まって、若い人に自分たちの手術を見せることで教育できるのではないかと考え、ライブセミナーを開くことにしたのです。2001年8月に第1回を岩手医科大学で開催し、それ以降、毎年開くようになりました。セミナーの名前も「200CLUB（トゥー・ハンドレッド・クラブ）」と付けました。200という数にこだわったわけではありませんが、多数の手術を自ら手がけていることを表現したものです。

Kohei Kawazoe

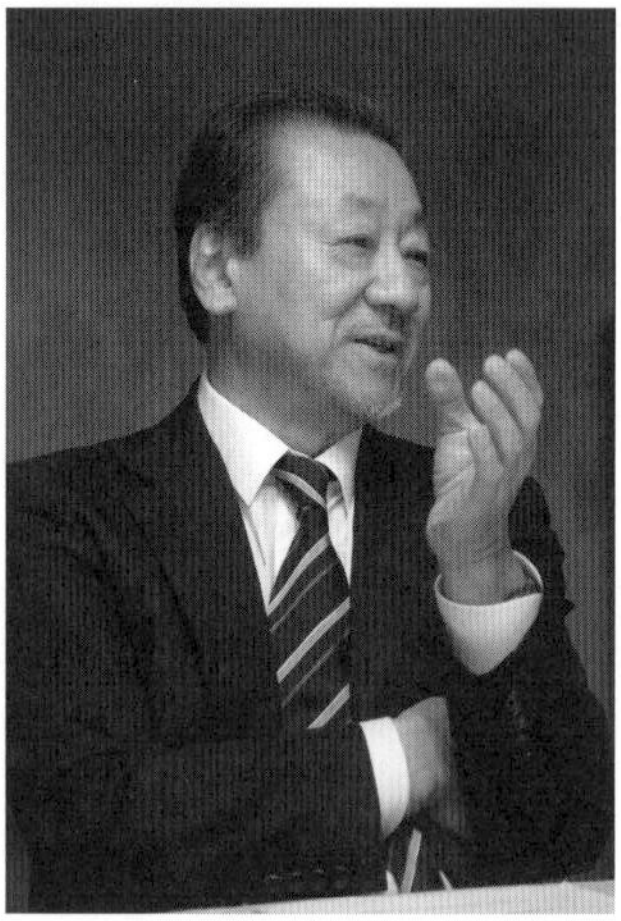

　ライブといっても、当初は生ではなくビデオセッションでした。生のライブ手術にしたのは、岩手医科大学で行った第3回目からです。なぜライブというスタイルにしたのかというと、奇抜な手術法ではなく、この状況ではこういう理屈で、こういう運針をして、こういう方法をとるしかないでしょ、という手術理論から、一連の流れを見せることが若い人には何よりの勉強になるのではないか

と純粋に思ったからです。今日ここにお集まりの皆さん方は、ライブセミナーで術者をしたり、リアルタイムで解説をするコメンテーターなどを務められました。

まずお一人ずつ、自分はこういうつもりで手術を行った、あるいは参加したといった感想を言っていただけますか。早くからのメンバーである佐野先生からお願いします。

佐野　当時、いろいろなビデオセッションがありました。ビデオの場合、5～10分程度に編集されており、映し出されるのはいいところばかりです。私が本当に見たかったのは、術者がどのようなときに迷い、それをどう考え、どのような方法でリカバリーするかです。しかし、いいところだけを集めたビデオセッションでは、それらは見られません。一方、ライブセッションはいいところも、悪いところもすべてを映し出します。私にとって、これほど勉強になるものはありませんでした。

Shunji Sano

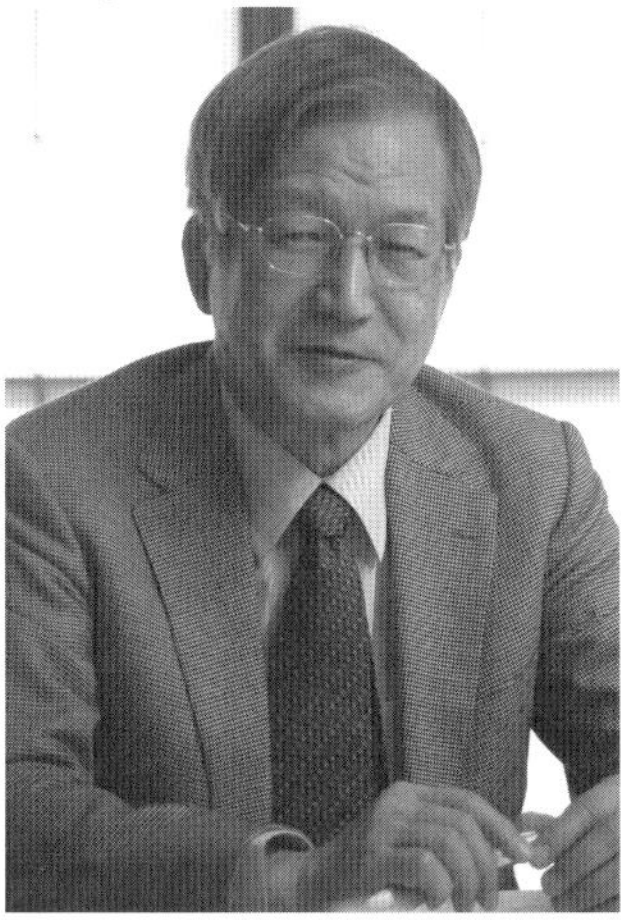

あるとき、ライブ手術の途中で、川副先生が術者に「ちょっと止めろ」と言われたことがありました。川副先生がおっしゃるように確かにその手技は止めたほうがいい、と私も思いました。そのときは術者と激論になったのですが、そういったことがとても勉強になったのです。小児を専門とする私にとって、角先生や坂本先生、高橋先生といった同じ分野のトップランナーの手術はもちろん、成人の僧帽弁形成、大動脈弁形成なども大いに参考になりました。

また、術者となったときには、そうそうたるメンバーが見ている中で執刀するのだから恥ずかしい手術はできない、「あいつの手術はすごい」と思ってもらえるような美しい手術をしようと思いました。見るだけでなく、ライブで手術をすることも、心臓外科医としての自分の技術を高めてくれました。

川副　ビデオなら手術中に注視している人はいないし、まずいところはカットできますから、術者の心構えはライブとビデオでは絶対に違ってきますね。岡林先生も、早くから参加していただきました。

岡林　小倉記念病院に赴任した1991年頃の私は、実はあまり手術をしたことがありませんでした。最初は外国のビデオセッションを見て勉強し、その後、カルパンティエ先生［Alain Carpentier］のライブセミナーやモディファイド・メイズ手術［Modified MAZE procedure 心房細動手術］を行う先生のライブ手術を見にいきながら、自身の手術数を少しずつ増やしていきました。自験例が1000症例ぐらいになってやっと、自信がついたように思います。ですから、私の外科医としての技術はライブ手術を通して伸びたと思っています。

先ほどの大会［第48回日本心臓血管外科学会学術総会］の特別講演で京都大学高等研究院の松沢哲郎先生が、チンパンジーは「教えない教育、見習う学習」をするとお話しされていましたが、ライブ手術はまさに一流の先生方の手術を見て、真似ながら自分の技術を磨いていくものだと思います。外科医の技術とは、真似ることからしか培うことができないんじゃないかとさえ思っています。少なくとも私の場合はそうでした。

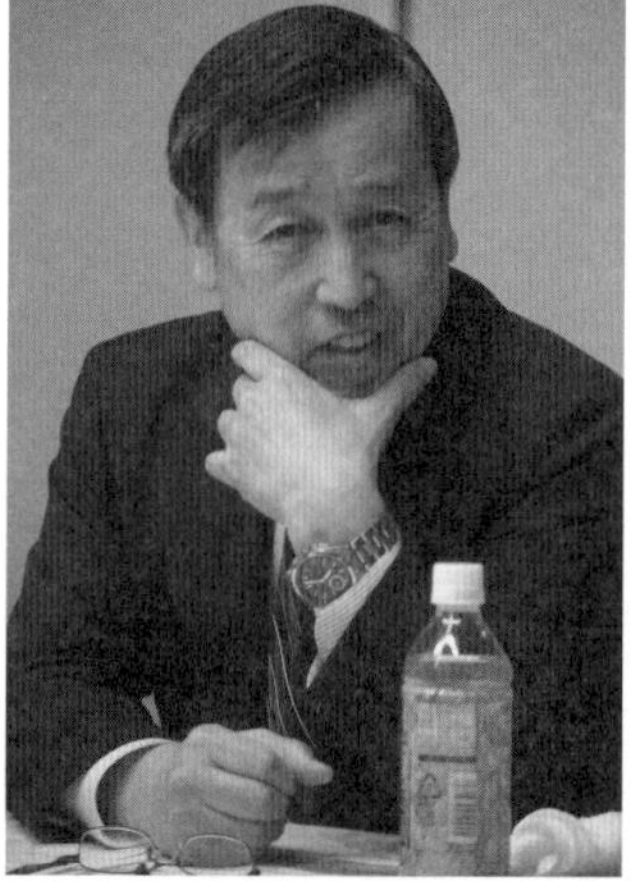

Hitoshi Okabayashi

川副　大北先生も古株のメンバーですね。

大北　私は第2回の2002年から参加させていただいています。外国でも国内でも他施設のオペ室に入って手術を見るのが勉強になっていたので、お声を掛けていただいたときには、一も二もなく「よろしくお願いします」と返事をしました。入会資格に性格がよくないといけないというのがあると聞いて、この会は品性や品格を会員に求めているんだなと思いました（笑）。ですからメンバーに入れていただいてからは、この会にふさわしい行動を常に心がけるようにしました。

初めて参加したとき、佐野先生がノーウッド手術［Norwood procedure 左心低形成症候群に対する第一期手術］をされたのですが、「あー、すごいなあ」とびっくりしたことをよく覚えています。大いに勉強させていただき、随分楽しませていただきました。感謝しています。

ライブを通して施設の顔、チームの実力が見えてくる

夜久　私がライブ手術を通して思ったのは、術者になる

にはその手術が自分の中で標準化していることがとても重要だということです。だからこそ、ライブ手術の術者になることはサージャンとして一つのステータスになるし、リスペクトされるのだと思います。また、トップランナーたちが見ている中で行うとなると、佐野先生が言われたように、恥ずかしい手術はできないので、日頃から人に見せているつもりでライブ仕様の手術を行うようになり、だんだんと手術が洗練されていきます。ですから、若手の教育というより、自分自身の教育になりました。

もう一つ、ライブ手術の良いところは、ライブの術者を通して施設の顔が見えてくることです。学会では施設の手術成績が発表されますが、誰が手術して、そういう数字になっているかはわかりません。しかし、ライブセミナーでは術者がわかるので、あの施設ではこの先生がこういう手術をしているから、こんなに低い死亡率になるのかというふうに、施設の成績の顔が見えてきます。これはとても重要なことです。同じ手術成績でも、施設の成績の顔が見えるか否かでは、全く意味合いが違ってきます。

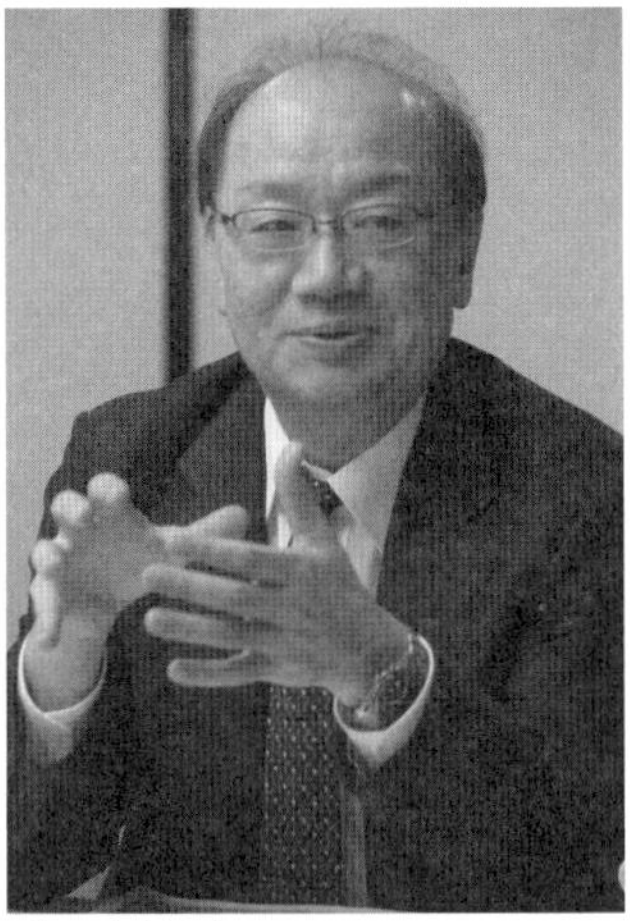
Hitoshi Yaku

角　私は大北先生と同じで、第2回からの参加です。佐野先生から「どう?」と誘われたときは、本当に嬉しかったです。

私が学んだ大学では、心筋保護がよくなかった時代だったこともあり、ファロー四徴症［Tetralogy of Fallot 4つの特徴をもつ先天性心疾患］などの手術はできるだけ早く終わらせるのがよいとされていました。ビジネスの世界でよくいわれる巧遅拙速です。私もそれを念頭に手術をしていたのですが、200CLUBのライブセミナーで見た川副先生の手術では、一針一針の運針がスローモーションのようにゆっくり進んでいくのです。ところが終わってみると、それほど時間はかかっていない。これはすごいと感銘を受けました。それに比べて、自分が行った手術のビデオを見てみると、先に先に行こうとしているのがわかり、自分はまだまだなと力不足を思い知らされました。このときの経験があるので、今は若い人たちに、多少時間がかかっても最初のうちはきれいに手術をしなさい、スピードは後でついてくるからと指導しています。

先ほど大北先生のお話に出てきた佐野先生のノーウッド手術にも驚きました。２００２年当時のノーウッド手術の死亡率は全国平均30％ぐらいだったと思います。佐野先生の外科医としての腕の高さと先見性、洞察力、チームの組織力が結集された非常に美しい手術でした。死亡率が3割、4割という難しい手術には、これらすべてがそろうことが必要なんだなと思いました。現在、私がいる福岡市立こども病院には、頻繁に外部から見学に来ます。難しい手術の見学が多いのですが、そういうときにもあまり見学者がいることを意識せずにできているのは２００ＣＬＵＢで鍛えられたからだと思っています。ありがとうございました。

言葉にならない「間《ま》」や緊張感を共有する

高橋　私は第3回から参加しています。成人の手術を見せていただいたことは大変勉強になりましたし、セミナーの後の夜のディスカッションもとても有意義でした。

今、私のところには年間5～10人の研修医が入ってくるのですが、長年彼らを見ていて思うのは、オペ室にどれくらいいて、きれいな手術をどれくらい見たかによって、心臓外科医としての腕が決まるのではないかということです。佐野先生がおっしゃったように、ライブ手術にはそういったところに大きな意味があるのだと思います。トラブルをどうやってリカバリーするのかということももちろん良い勉強になりますが、逆にミスを起こさないような手術を教えることができるのもライブ手術ならではです。ピットフォールから学べとよく言われますが、そうではなくて、当たり前に手術ができるようにする、という教育もあると思います。ただ、若い人たちにあまり言い過ぎると、最近はパワハラだと取られかねないので難しいところではありますが。

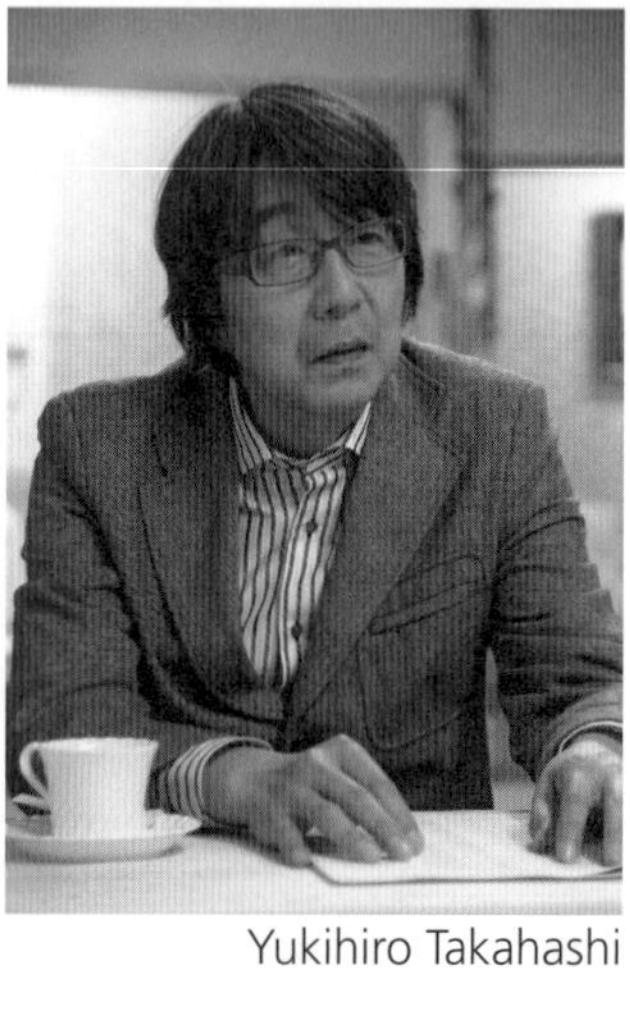
Yukihiro Takahashi

もう一つ言わせていただくと、角先生は、最初はゆっ

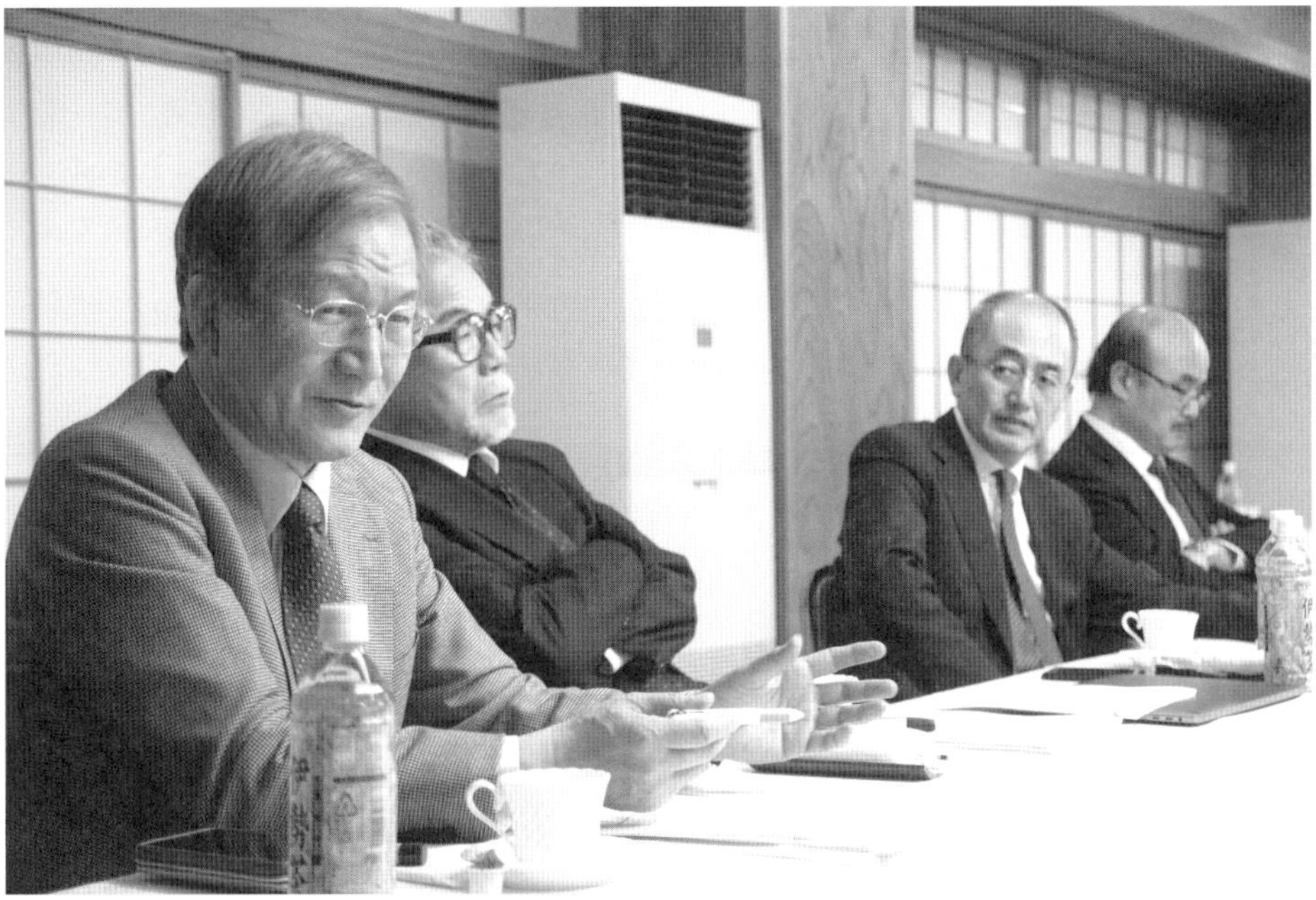

くりでいい、スピードは後でついてくるとおっしゃいましたが、最初からゆっくりやっていると一生ゆっくりのままです（笑）。

川副　高橋先生には、クイックサージャリーでVSD［心室中隔欠損症］を閉じてもらいましたよね。高橋先生は、早いうちから仕込まないと、速くはならないという考えですね。

高橋　はい。小児の手術の特徴は、それぞれの手技の組み合わせが多いということです。たとえば、VSDが基本で、それに縮窄《しゅくさく》や大血管転位が合併するとか。VSD手技がしっかりできないと、合併症例の手術はできないし、同様に、縮窄ができなければ、ノーウッド手術は難しいということになります。したがって、基本手技のVSDは最初から速くやれる準備をしておくことが必要と考えます。また、その観点から言えば、心筋保護液を注入する場合の時間感覚も大事だと思います。たとえば、制限時間20分の間でどこまで終わらせて、次の手技に移るか、そのタイミングをどう計るかが重要です。私はそれを〝間〟と呼んでいますが、このクラブの先生方は〝間〟を上手に使って手術されているという印象を受けました。

これは私にとって非常に勉強になりました。

川副　高梨先生は一般参加されてどう思われましたか。ずいぶん下手な手術をしているなあと思ったのではありませんか。

高梨　いえ、全くそんなことはありません。一般参加のときは、自分が尊敬する先生たちが目の前で手術している、その場にいられるだけで気持ちが高揚しました。尊敬と畏怖の念が先に立ち、すべてが自分の中にスッスッと入ってきて、どんどん吸収できる、そんな感じでした。

中でも一番記憶に残っているのは、岩手医科大学で大北先生がデービッド手術［David procedure 自己弁温存大動脈基部置換術］をされたときです。確かリカバリーの手術になったと思いますが、手がどんどん速くなっていくんです。経験豊かな大北先生でも、一つの手術の中で進化していく、これはすごいなあと感服しました。

大北　リドゥ（再手術）になったんですよね。

川副　あれは結構苦労された手術で、これでいいはずだと思って縫合したけれど漏れたので、もう一度開いて再修復したんですよね。

高梨　私はロング・オンレイ・パッチ吻合［Long onlay patch 冠動脈バイパス用血管を細長いパッチ状に吻合する手法］をさせていただいたのですが、あれもすごく迷いながらやった症例です。あとで角先生が「単純作業がすごくいい」と言ってくださり、とても嬉しかったのを覚えています。

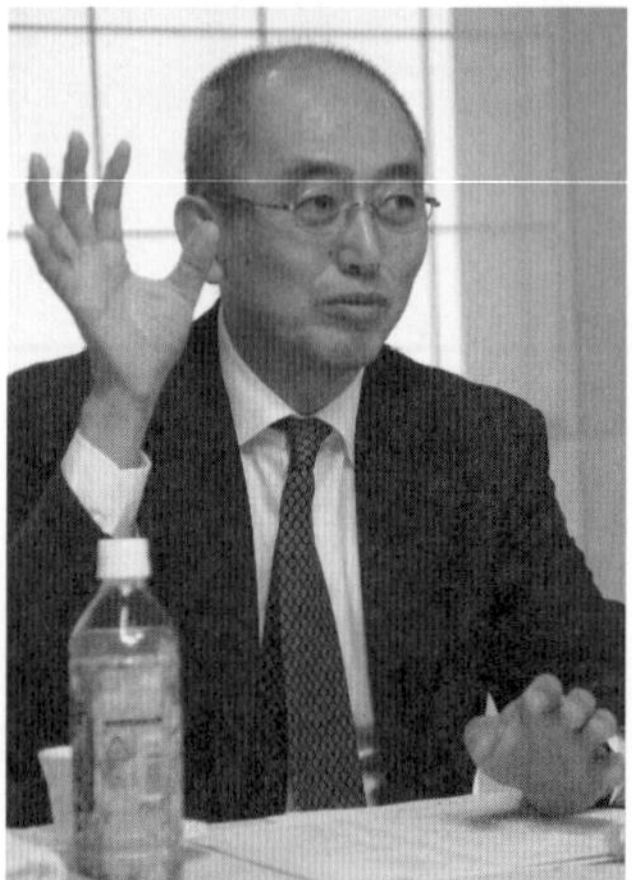

Shuichiro Takanashi

川副　高梨先生は、ライブ手術をどんな気持ちで行っていますか。

高梨　通常の手術もオープンで行っているし、常に誰かが見ているし、術後造影でその結果がさらされもするので、ライブ手術だからといって特に構えることはありません。それができているのは、この会で鍛えられたから、日頃から精神を含めて鍛えるようにしたからだと思います。結局、ライブの術者になって一番成長するのは、見ている人たちではなく、自分自身です。

ところが、今の若い人たちにはテキスト、文章にしな

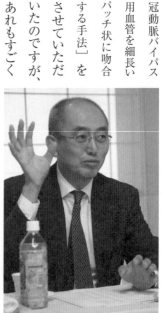

いと伝わらない。この会のメンバーは、言葉ではなく、手術を空気や行間で伝えられる高度な伝達手段をもっています。本来人間はそういう伝達手段をもっているのに、若い人たちはそれをどんどん捨てていっているような気がして、とても残念です。

川副　受け取る側の能力や感性によるところが大きいですよね。人によっては、誰が術者であっても同じようにしているとしか見えないでしょう。そういう人は、書物の行間も読み取れないのではないでしょうか。見ている人が術者の気持ちや緊張感を共有できないと、ライブ手術を見る意味はないと思います。

「この一針」の理由を説明できるか

川副　坂本先生はこの会に入っていかがでしたか。

坂本　フランス留学から帰国して4年目ぐらいだった私は、一生懸命に手術をして結果を残すことに、少しばかり目が奪われていました。そうしたとき、私の病院の視聴覚室で佐野先生のノーウッド手術がネットで流されたんです。画面はほとんど見えなくて、音だけのラジオ放送みたいでしたが。実は、佐野先生とほぼ同じ時間に、私もノーウッド手術をしていました。その手術が終わって視聴覚室に降りてきたら、佐野先生はすでに終わられていて、すごいなあと。その翌年の２００３年に２００ＣＬＵＢのライブセミナーに一般参加させていただいたのですが、会場の雰囲気の次元がそれまで私が知っていたものとは全く違っていました。術者の一針一針に、見ている人たちが「オー」と反応したり、「あの運針いいな」「え、あれ、違うんじゃないの」と言ったり、司会者が「どうかね」と問いかけたりする。また、手術のアカウンタビリティというか、説明がものすごくしっかり行われている。こういう場が実際にあることが衝撃でした。

Kisaburo Sakamoto

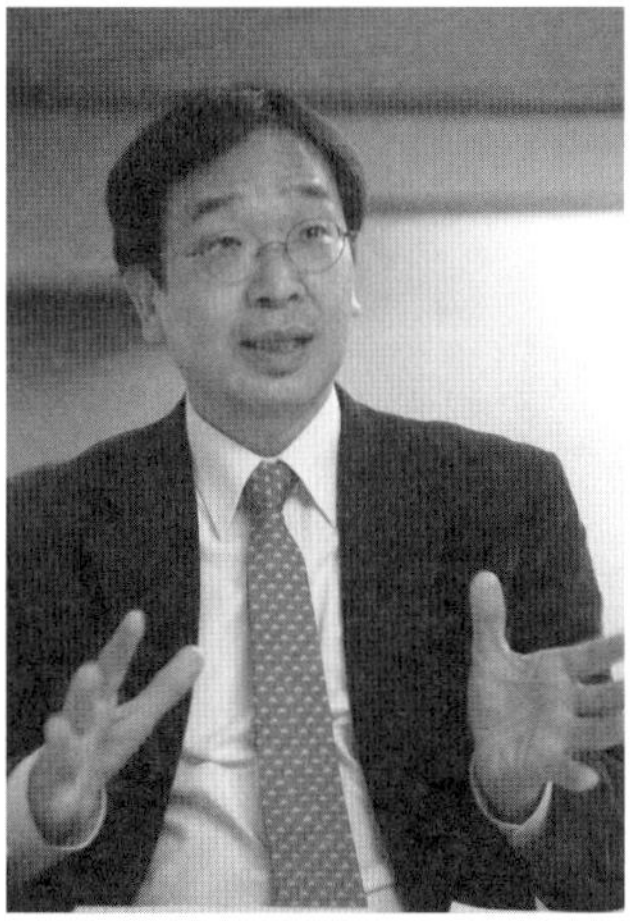

　２００４年から２００ＣＬＵＢのメンバーにしていただき、1年目は見させていただいたあと、翌年手術を担当することになりました。初めての

ライブ症例は、部分肺静脈還流異常を伴うASD［心房中隔欠損症］でした。難易度として中等度の手術ではありますが、200CLUBのライブ手術ということで、「なぜそこを縫うのか、なぜそうするのか」を改めて自問自答しながら手術を進める機会を持たせていただきました。もちろん、毎日の手術においても同じような意識で症例を重ねていると自負しておりますが、この経験は自分自身の手術を見つめ直す良い機会、かつさらに良い手術に到達するためにステップとして特別なものであったと感じています。つまり、200CLUBライブ手術は、私自身の成長にも大きな存在であったわけです。

高梨　坂本先生がpartial AVSD［部分型心内膜床欠損症］の手術をしたときに、左側房室弁のクレフト［亀裂《きれつ》］の閉じ方について、会場の皆と議論になったことがありましたよね。

川副　会場から出た意見のほうが、弁逆流制御と弁の可動性のバランスが良いんじゃないのという議論だったと思うけど。あのときの先生の心境はどうだったのですか。

坂本　私の中では、モニター画面では成人の弁形成と同じように見えたとしても……小児は心臓が小さい、この

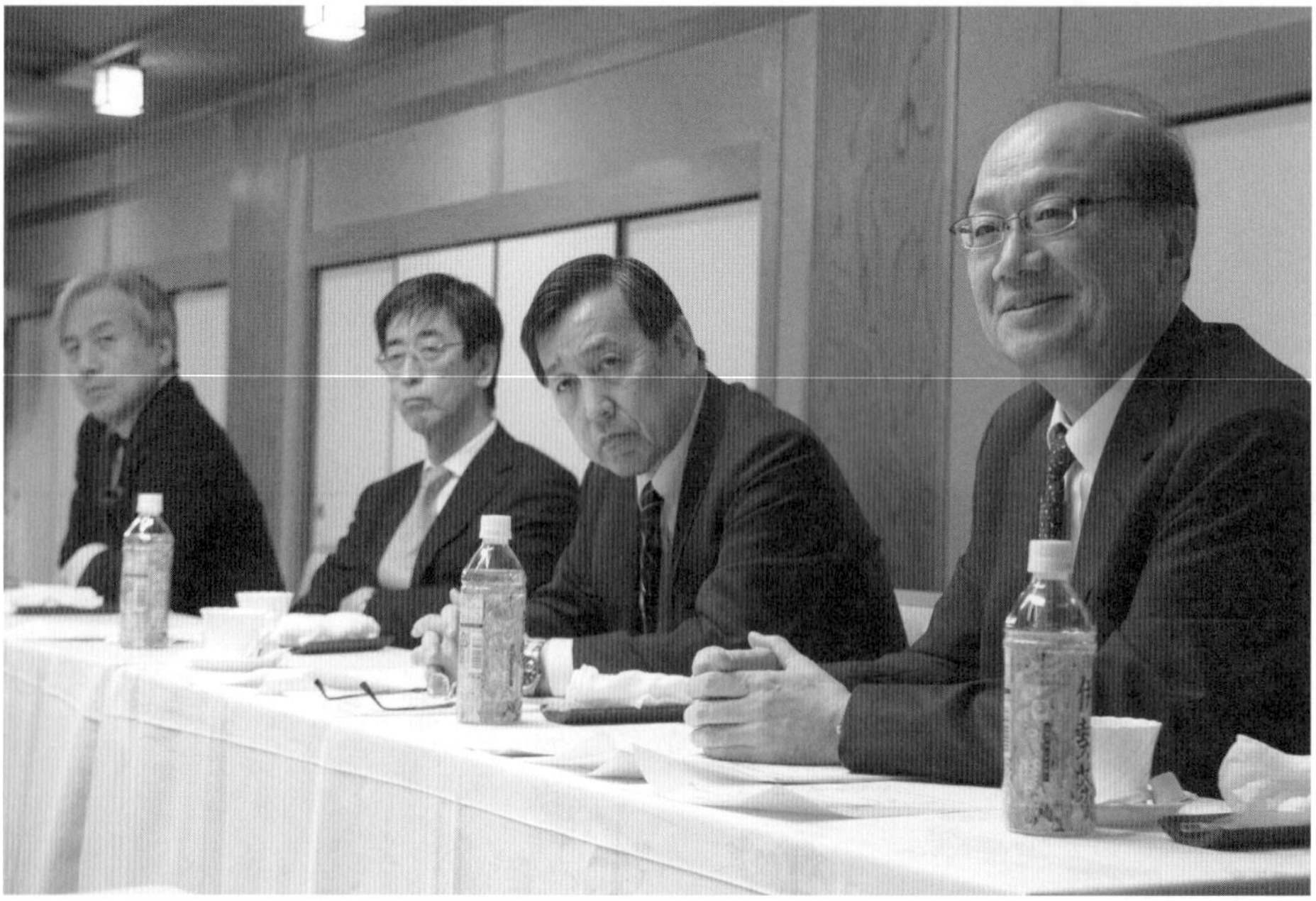

症例では実際の左側房室弁の直径が11㎜しかないのだから……という言い訳がありました。ただ、そこをディスカッションの対象としてもらって、今は良かったと思っています。その議論を経て、私自身の考えも整理されましたから。大切なのは、手術に対する自分の考えはこうだと明確に言えることだと思います。それが言えなければライブ手術は担当できない。だからこそ２００ＣＬＵＢのライブ手術で、自分が成長したと感じているのだと思います。

また、川副先生を中心とした成人の弁手術から、速さ云々ではなく、きちっと手術することの大切さを学びました。最近の若い人たちで気になるのが、「この辺はこんな感じで」というぼんやりした話で手術を説明してしまうことです。一つひとつの運針や考えが全部つながって一つの手術になるのに、その一つひとつを説明しきれていない。そして最後に、「どうにか助かりました」で締めくくってしまう。でも、２００ＣＬＵＢのライブはそうではありませんでした。「すべてを見せて、すべてを説明する」、これが２００ＣＬＵＢのやり方です。術中に術者が直接説明することは患者のリスクに繋がる、だからライブ手術は危険だなどと言われることがありますが、私は必ずしもそうではないと思っています。通常の手術でも、前立ちやチームスタッフに説明をしながら手術の方針・方向性が明確になっていくことがあります。ライブ手術で同様の経験をする方も少なくないのではないでしょうか。執刀医の「術中」、実際の症例を目の前にした術者の思考やその後の方針決定のプロセスを知ることは、他の外科医にとって何ものにも代え難い情報であり、何よりも勉強になる、というのが私の実感です。

私ごとで恐縮ですが、5、6年前から自分の手術全体のイメージを描けるようになり、難しい手術も一般的な手術と同じように行えるようになってきた感じがします。それは、２００ＣＬＵＢのライブセミナーで培われたものの一つであるように感じています。

川副　松居先生には、大学がライブ手術を許さないにもかかわらず、最後にメンバーになっていただきました。先生の感じるところをお話しいただけますか。

松居　先生方のライブを見ていて興味深かったのは引き出しの多さです。特に川副先生のユニカスピッド［Unicuspid aortic valve 三尖弁が一尖となる先天性疾患］の手術は面白かった。外科医は引き出しを多く持っていないと、想定外のことが起きたときに適切な対応ができません。ライブセミナーでは先生方がどんな引き出しを持っているのかを知りたいという気持ちがありました。定型的な手術よりも、引き出しが必要になるような、どうなるかわからない難しい手術のほうが私には勉強になりました。だからライブはダメだ、危ないと言われるのかもしれませんが。いずれにしても、この面々の仲間に入れていただだいただけで、私はとても満足しています。

「迷い」と「選択」の先に見えるもの

小宮　私もライブ肯定派です。というのは、自分自身がライブで学び育ってきたからです。30歳代で心臓外科のトップになり、ほかの人から教わるのではなく、自分自らが進んでいかなくてはならなくなりました。良い手術を見たり、良いアイデアに触れたりするライブ手術ほど勉強になるものはありません。

ライブ手術を何度も見ていると、難しいところや慎重にするべきところがわかってきます。それがとても勉強になりました。川副先生のような大家が術中に悩まれるのを見て、身が引き締まる思いでしたし、一生懸命手術をされる姿を見て、私も川副先生のようになりたい、頑張ろうと思ってずっとやってきました。最近は、先生にだいぶ近づけたかなと思っています（笑）。私の場合は、たまたま上の人間がいなかったから自分の好きなように成長できたのですが、上がいる若い人たちはそれが難しいのではないかという気がします。我々上の者がどう身を引くかという問題があるのかもしれません。

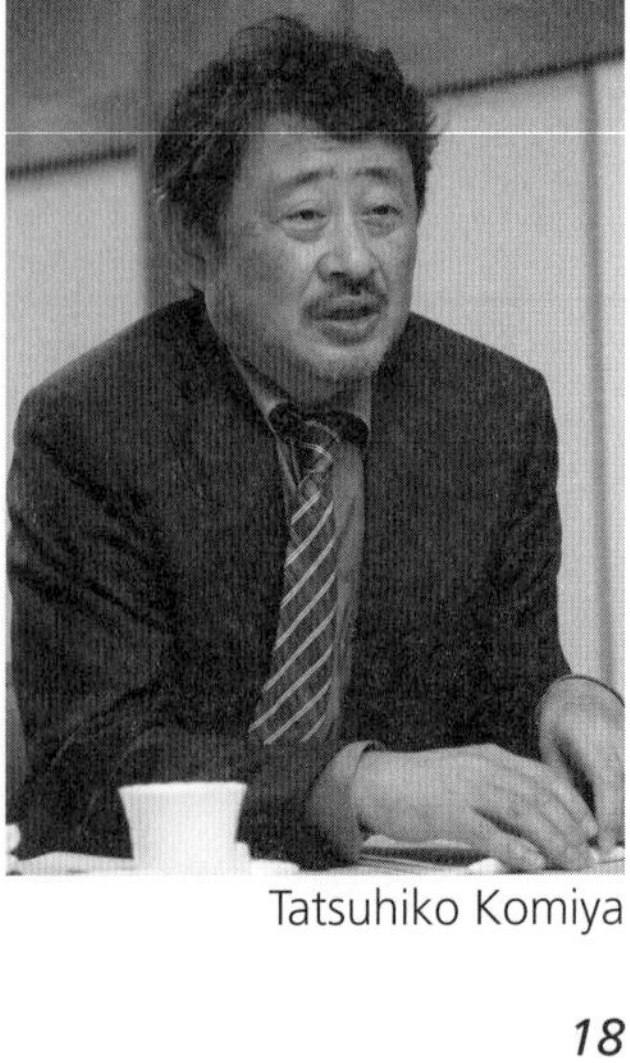
Tatsuhiko Komiya

田嶋　私は第6回から参加させていただいています。200CLUBに入らないかと打診があったとき、最初に頭に浮かんだのは「あれだけすごい先生方が入っている会なのだから、自分にお声が掛かるのはおかしい。ひょっとして間違いでは？」ということでした。ですから、嬉しかったのは8分の1、残りの8分の7は、この会の名を汚したら大変なことになるぞ、という恐れでした。

会員になって2年間は中継係やコメンテーターを務めました。でも、術者をしないと本当のメンバーではないという意識がずっとあり、怖さと同時に、手術を早くやってみたいという気持ちもありました。小宮先生と同じで、私も37歳で部長になり、それからは自分のやりたいように手術をさせてもらえる立場になって成長してきました。会員になり3年目にライブで僧帽弁形成術をすることになりました。私は、それまで僧帽弁形成術を地域で先進的に行っていたので、「よし、いつもの手術を皆に見せてやろう」と勇んで手術に臨んだのですが、いざ蓋を開けてみると、普段と全く同じにはいきませんでした。見られて恥ずかしくないようにきちんとやらないといけない、という気持ちが先に立って、ここを切って万が一取り返しがつかなくなったらどうしようという迷いが湧いてくるのです。普段なら当たり前に切っているのに迷ってしまう。そのとき、私の技術はまだまだだなと痛感しました。

Kazuyoshi Tajima

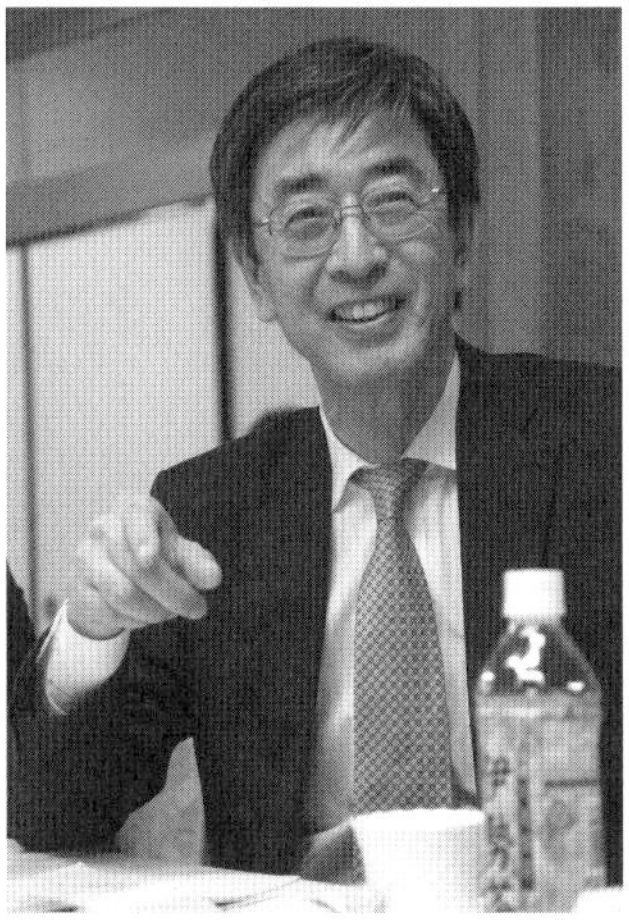

それ以降、毎日の手術をライブだと思って、曖昧さをなくす気持ちで行うようにしていって、次の回にはかなり平常心で行うことができるようになりました。現在、私は手術のとき、若手を前に付けて、ただ手技を見せるのではなく、なぜこういった針の掛け方をするのかといったことなど、自分が頭の中で考えていることを言葉で伝えるようにしています。このようにしてクラブで学んだことを若い人たちに伝えられているのかなと思っています。なんとか２００ＣＬＵＢの名を汚さずに来られて、今ホッとしているところです。

荻野　私が参加のお誘いをいただいたのは、国立循環器病センターにいたときです。その頃、私は胸部大動脈手術を２５０例ぐらいやっていましたが、私自身が執刀していたのはそのうち6割ほどで、残りは指導をしていました。その意味では、２００ＣＬＵＢに入らせていただいてもいいのかなと思ったのですが、大変光栄なことと思い世話人として参加することになりました。ただ、厚生労働省直轄の施設ということもあり、国立循環器病センター自身がライブ手術に対して好意的ではなく、上司にあたる先生方も反対の姿勢で、実際のライブ手術を担当することができませんでした。次に移った東京医科大学においても、病院からライブ手術は許可できないとの返事で、ライブ手術は一度も担当できず、私のこの会への貢献度は1～2%くらいと考えております。ただ、この会は私自身にとっては200%くらい貢献してくれた素晴らしい会でした(笑)。ありがとうございました。

忘れられないのが、先ほど高梨先生が言われた、岩手での大北先生のデービッド手術のときです。私は手術室で大北先生のそばにいて、会場との中継役をしていました。大変難しい症例で、追加手技を加えても大動脈弁逆流が残存するため、さすがの大北先生も大変焦っておられたのを見て、どこかで終わらせないといけないと思い、経食道エコーで弁逆流の有無を見ながら、ちょうど第一助手が術者に助言するように、「大北先生、ここまでにしましょう」と提案させていただいた記憶がありまます。私の判断や言葉が大北先生の手術にどこまでプラスになったのかわかりませんが、あの手術室の緊張感、術者としての究極の判断の必要性、それを支える患者・手術内容に対する責任感、そこから生まれる周囲との一体感が大変印象深く記憶に残っています。最近は、他施設に行って、ある種の「聴衆」の中で手術をすることがあります。200CLUBのライブ手術とは全然レベルの違う話ですが、やはり、術中のディシジョン・メイキングを含め、自分の手術を見せることが見る人たちにとっては大きな教育になるのではと実感しております。

川副　先生方の施設でも他の人が手術を見学に来ることがあると思うのですが、そういうときの手術と200CLUBのライブ手術とは違いますか。

佐野　そりゃ、全く違いますよ。200CLUBでは、参加した人が「あれはおかしい」とか「おかしくない」とか言いますが、普通の見学では誰もそんなことは言いません。

大北　第4回の僧帽弁形成術のときも、会場から誰かが「血液が漏れているじゃないか」と言ったら、術者の坂田先生が「いや、大丈夫です」と怒っていましたし。そういうやりとりが行われるのは200CLUBぐらいです(笑)。

第二部　これからの心臓外科医とは

フロンティアの見えない時代、若手をどう教育するか

川副　この200CLUBは本日で解散となりますが、皆さん方はリタイアする前に、将来の心臓外科のために何かしなくてはいけないと思うのです。というのも、今、心臓外科の医療そのものが大きく変わってきています。また、今の若い人たちは、自分たちの若い頃とは違う印象があります。こうしたことを考えると、これからの心臓外科は今までと同じようにはいかないことは明らかです。

そこでここからは、心臓外科が今後どのように展開していくのか、私たちは若い人たちにどんなことを伝えなくてはいけないのかというテーマで話を進めていきたいと思います。

佐野先生は、この30年、40年を振り返って、心臓外科がどのように変わってきたと思いますか。

佐野　90年代には、ASD［心房中隔欠損症］やPDA［動脈管開存症］といった簡単な手術の症例がたくさんありました。我々はこうした簡単な手術から、心筋保護液を入れて、心臓を止めて開けてという基本を学びました。しかし、最近はASDであればカテーテルでのデバイス挿入、PDAはコイルで閉じるといったようにインターベンションでほとんど治療されるので、こうした簡単な手術が外科に来なくなりました。岡山大学病院の場合、ASDが150症例あっても、130症例はデバイス治療なので、外科で手術をするのは20症例ほどしかありません。それらは、デバイス治療でできない症例、つまり難しい症例ばかりです。

小児の場合、もう一つ、以前と大きく変わってきたの

が親御さんです。かつては、「先生が手術をしてくれるんですよね」などと聞いてくる親御さんはほとんどいませんでした。大学で手術をしてもらえるだけで満足ですと思われていましたから、自由に若い人に手術をさせることができました。しかし、今の親御さんは必ず執刀医を聞いてきますし、先生がしてくださいますよねと言われます。ほとんどの人は若い人が執刀するのを嫌がります。私は岡山大学病院にいたとき、親御さんに「これは簡単な手術ですから、若い者にさせます。そうしないと教育できませんから。ただし、私が第一助手となり、何かあったらすぐに私が代わります。全責任は私が取ります」と必ず伝えていました。

川副　ステント治療が出てきた大人の分野でも、状況は小児と同じかもしれませんね。

大北　心臓外科自体が成熟したように思います。先天性でも助かるし、大血管も胸腹部の人工血管置換術で助かるし、弁も形成術で対応できるようになりました。私たちが心臓外科を学びだした頃は死亡率が高く、心臓外科分野はまだフロンティアでした。教授たちの手術を見ても、もっとうまくできないのかと悔しく思ったものです。それが逆に私たちに、もっといい術式を考えよう、もっと腕を磨こうという気持ちにさせました。しかし、今の心臓外科は成熟し、高梨先生の手術を見ていても、淡々と進むじゃないですか。若い人があのレベルを乗り越えるのは難しいと思いますよ。

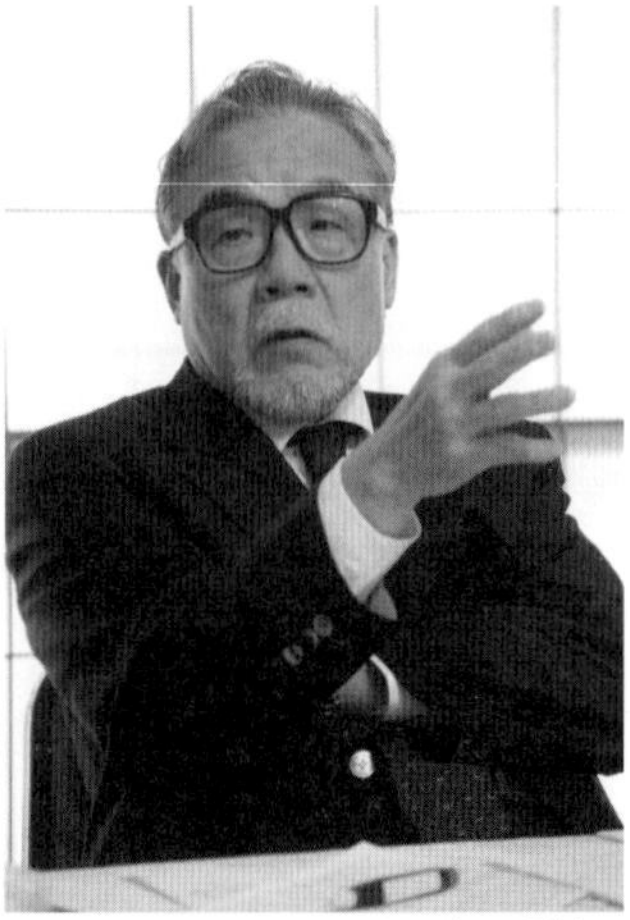

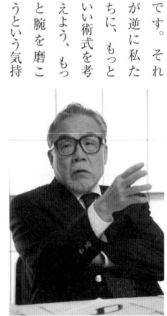

Yutaka Okita

川副　今の若い人たちはいきなり高いレベルに行かなくてはいけないけれど、私たちが若かった頃は、手術レベルがまだ低かったから、比較的容易に乗り越えることができましたよね。

大北　MICS〔低侵襲心臓手術〕などでないと、もはやフロンティアがないんです。若い人たちは乗り越えるべきところが見いだせない状況になっています。

高梨　最近の若者は、なぜこうなるのかという見通しを私たちが示さないとついてきません。それは、彼らの想像力を奪っているのではないかと思うのです。どうなるかわからないところに面白さがあるのに、最初からすべてを見せてしまっては、彼らの可能性を潰しかねません。今私たちが若い人たちに行っている教育法は、かえって彼らを枠にはめている気がするのです。200CLUBはそうではなく、手術を見てどんな夢を描けるのか自分で想像・創造しなさい、という教育でした。

川副　いみじくも今、高梨先生は〝創造〟という言葉を使われましたが、私たちは創造力を発展させて技を身につけてきたと思います。ところが今は、専門医制度にしても、数ばかりを重視して、手術の中身を問わない。数をこなすためにやらせている手術は、あまり若い人のためになっていないと思いますね。

開胸手術の減少と外科医育成

高梨　胸の真ん中を切って、人工心肺装置をつけて心臓を止めてという開胸手術では、一つひとつの処置に後戻りはできないという覚悟が必要です。私は今J-MICS［日本低侵襲心臓手術学会］の理事をしているので否定するつもりはまったくありませんが、MICSのような場合、いつでも戻れる、いつでもやり直せるという気持ちがどこかにあるような気がします。インターベンションをする人が、何回も繰り返せるからPCI［冠動脈インターベンション］はいい方法だと言うのとダブってきます。

荻野　若い人たちには、当然ですが、人が亡くなることに対するより強い恐怖心が根本的にあると思います。200CLUBの面々は武士、侍であり、刀の使い方の名手ですが、今の心臓外科は、江戸時代から明治時代に変わっていく時代のように、ちょうど過渡期にあります。戦術的に飛び道具（＝インターベンション）を使いこなす方が効果的であり、刀で勝負できない人間は飛び道具を使おうとします。しかし、傷をつけないインターベンション治療の効果が、刀を使った治療の効果に匹敵するとは思えません。やはり、刀の効果とその使い方を若手に教える必要があると思います。

Hitoshi Ogino

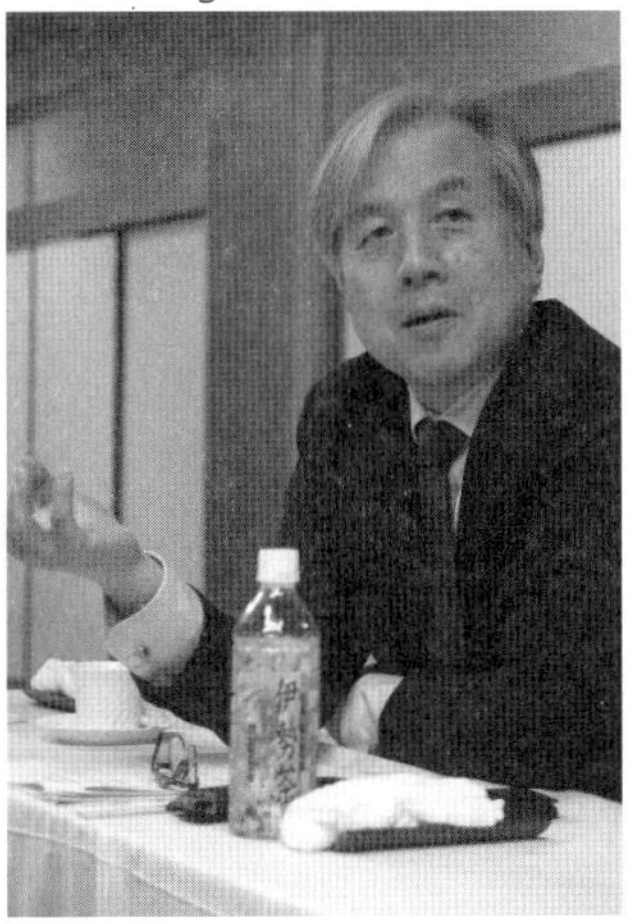

川副　坂本先生の病院は小児の病気を対象にしているけれど、簡単な症例は減っていますか。

坂本　間違いなく減っています。

川副　胎児診断が十分にできるようになり、先天性の難しい疾患が見つかるようになったと思いますが、そこはどうですか。

坂本　ある程度以上の難しい症例が胎児診断されたときには、まずは内科医から「現状の成績はこれくらいで、治る可能性はこれくらい」という説明を親にしてもらいます。ただ最近、胎児診断通りの病態とは限らない子がいること、出産後の経過が胎児診断時の予想と異なる子が少なくないこともわかってきました。思ったより調子が悪いケースもあれば良いケースもあり、その両方について説明するようになってきています。

　胎児診断が進んだことで、事実としていろいろな病気が早期に見つかるようになりました。妊娠中絶を選ぶケースも増えていますが、逆に……以前だったら「出産後に状態が悪化してからでは治療ができなかった赤ちゃん」が救命できている例も出てきています。ですから、日本国内の先天性心疾患に対する手術の絶対件数は、極端には減っていません。少子化で絶対的な出生数が減ってきているので、全体の症例件数はゆっくりとした減少傾向にはあることは否めませんが。

角　胎児診断については、こんなパラドックスがあります。以前は、胎児診断で早く病気を見つけて早く治療をすれば治療成績が良くなると報告されたのですが、今は全く変わらないどころか、むしろ悪くなると言われています。なぜかというと、以前にはなかった重症の患者が我々のテーブルに乗ってきて、それが全体的な成績を押し下げるからです。

　重症でも治療してほしいと言う家族がいる中で、どこまでそれに応えるかは大変難しい問題です。そういう意味でも、胎児診断・胎児治療を含めて、対応できる病院に集約化して、そこをセンター化する方向性がよいと思っています。それぞれの病院が

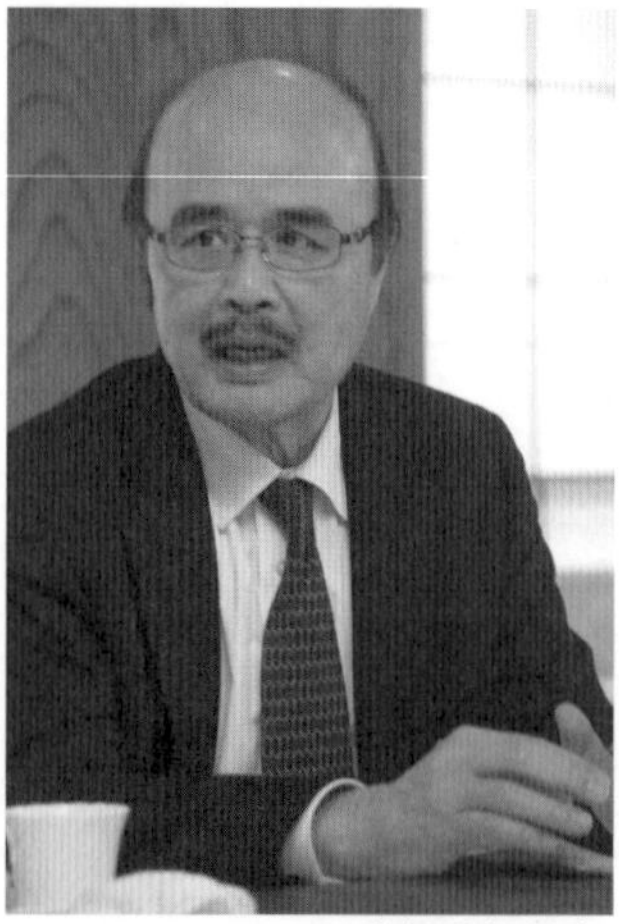
Hideaki Kado

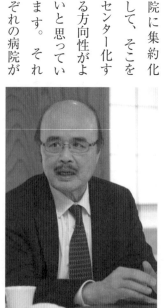

バラバラでやっていると無駄が多いですから。赤ちゃんが生まれてから他の病院に搬送するのは難しいですが、母体搬送なら安全にできます。集約化して、治る可能性の高い症例に全力投入するのがよいのではないでしょうか。

川副　子どもの数が減ってきているし、医療経済的に採算が合わないから病院はあまり手をつけたがらない。そんなこともあって、小児の場合は、比較的、集約化がされてきていますよね。小児心臓外科では、次世代の人間をどういうふうに育てればよいとお考えですか。

高橋　今の小児心臓外科の手術の3分の1は再手術症例で、〝剥離外科〟とも言えます。剥離から心内修復まで若い人にさせるかどうかが大きな悩みです。その中でも、若手にまかせられるのは、TCPC〔両大静脈肺動脈吻合手術〕やラステリ〔Rastelli procedure 右心室と肺動脈を人工血管でつなぐ手術〕といった、導管をつなぐだけの手術かなと思います。もしかしたら、若手が初めてやる手術は、ASDやPDAではなくて、再手術症例になるかもしれません。

川副　でもそれらは心内修復ではないですよね。

高橋　手はじめの手術としては、そのあたりがいいのかなと思います。

坂本　佐野先生が言われたとおり、小児でも軽症例の数が減ってきています。その少ない軽症例を若い人にやらせなければいけないとなると、若い人たちは自分たちと同年代の手術ばかりを見ることになり、本物の上級外科医がする「目標とすべき手段」を見られないことになります。チンパンジーの話ではありませんが、真似して覚える教育ができなくなっているのです。剥離の場合も全く同じです。剥離も彼らにさせないといけなくなり、私たちが行うような出血がなく、早くてきれいな手術を見せる機会が少なくなるという悪循環に陥っています。

川副　新規の患者が減っているのですか。

坂本　減っています。

川副　今、成人の心臓外科に進む若い人は少なくなっているのですが、小児はどうですか。

佐野　心臓外科を目指す医師の数は減っていますが、小児を選ぶ人は必ず何割かはいます。教育の話をすると、アメリカの小児心臓外科の専門医制度は失敗していると思いました。アメリカでは、症例数や医師の年齢、人数などすべてを計算した結果、全米で1年間に13人の医

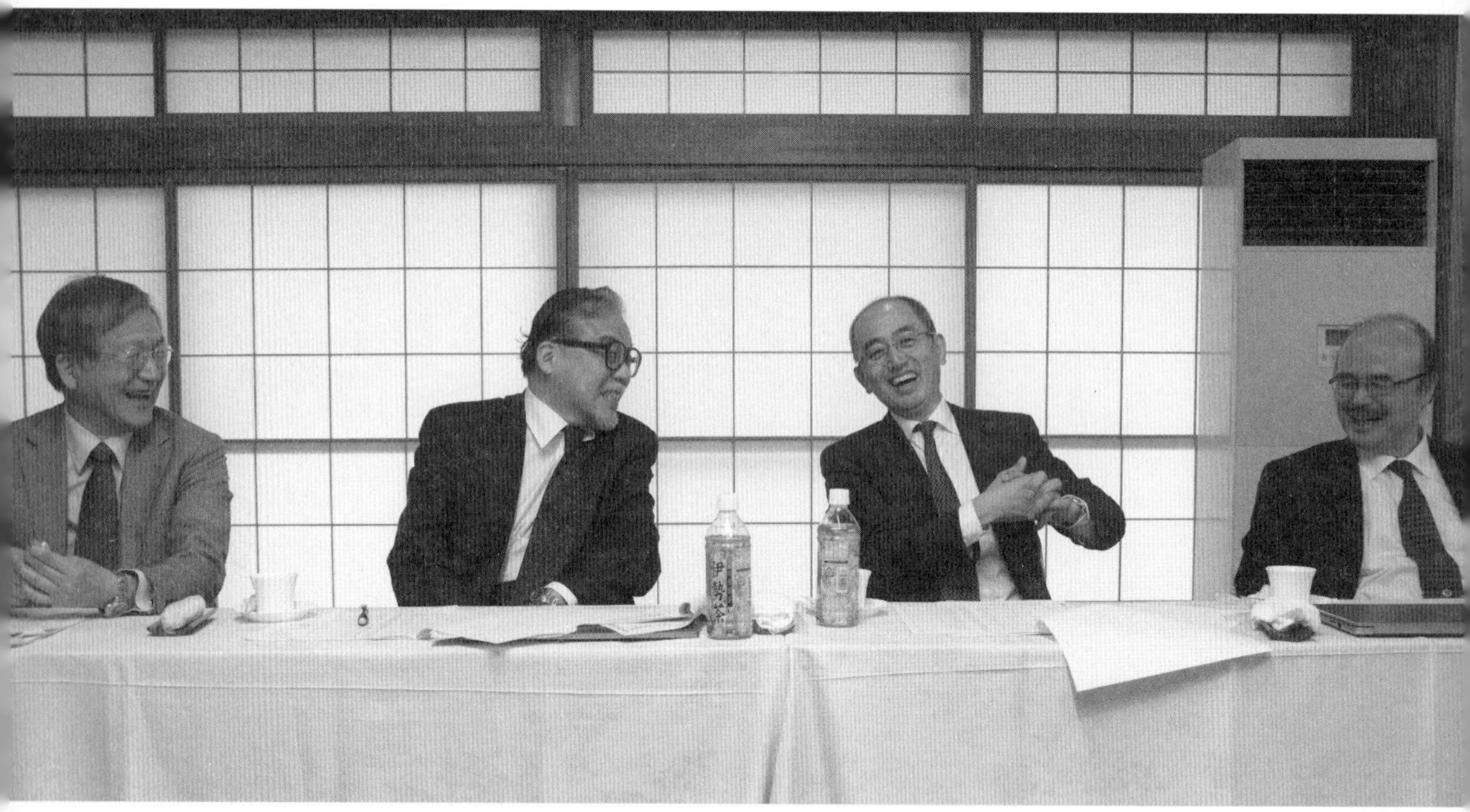

師を育てればいいことになりました。現在、アメリカの小児心臓外科専門医の定員は1年間に13人で、ボストンやフィラデルフィア、テキサス、スタンフォードなど13の施設で2年間のトレーニングを行っています。それらの施設は、1年間に75例の手術をさせないといけないことになっていて、それも、ASDとかVSDだけでなく、75例中5例はジャテーン手術［Jatene procedure 大動脈スイッチ手術。大血管転位症に対する根治手術］かノーウッド手術をさせなければなりません。

しかし、それはどう考えても無理。一般外科と成人心臓血管外科のトレーニングをした若い人が、小児心臓外科に興味があるからと試験にパスしてこれら13のトレーニング施設に来たとしましょう。しかし2年目に、そろそろノーウッド手術をやらせてみるか、とはなりません。UCSF［カリフォルニア大学サンフランシスコ校］で、以前テキサスでトレーニングしたという女性医師が採用してほしいと言って来たことがあります。ジャテーンとノーウッドの手術をしたと言うので、全過程を自分でしたのかと聞いたところ、ジャテーンであれば、フレイザー［Fraser Keith］教授が大動脈の再建、冠動脈のスイッチをして動脈を全部処置し大動脈遮断を外して、大動脈再建を確認する。その後再遮断し肺動脈の再建をするのですが、そこで彼女に代わるのだそうです。結局、彼女が担当するのは、肺動脈にパッチを当てて肺動脈再建を行うだけ。これでジャテーン手術執刀1例に含まれるのです。正規のトレーニング施設がそれぐらいのことしか、研修医にさせていないことを皆知っているので、2年のトレーニング期間が終わっても、どこの病院も彼らをスタッフとして採ろうとはしません。年間13人の研修医をエリート教育しても、スタッフになるのは半分以下です。全米で最も多くの手術をし、成績の良い13の施設で英才教育しても、実際には半分しかスタッフ外科医になれない今のやり方は失敗だと言われています。またこれらの13施設以外の施設にはアメリカの研修医は行きませんから、多くの施設で研修医不足に陥っています。要は、このような英才教育をしても、短期間では若い人は育たないということです。

日本では、角先生や坂本先生たちの施設では、成人を勉強してきた人であっても、小児のケースについて何年かかけて必死に彼らを教育していくじゃないですか。そのように、1~2年の短期でなく、何年かかけてトレーニングしたほうがいいと思います。もちろんその間に若い人たちに経験させる症例数が必要とは思いますが。

川副　先の第一部で高橋先生は、若い人が毎年5~10人入ってくるとおっしゃっていましたが、ものになっているのは何人ぐらいですか。

高橋　大学病院のチームのトップになっている者はいますが、それ以上に行っている者はまだいません。

川副　夜久先生の場合はどうですか。

夜久　複数の若手を同時にトレーニングすることはなかなか難しいですね。大人グループの二番手はほとんどのことができるので、その次を僕が前立ちして育てています。

川副　それはうまくいっているのですか。

夜久　まだ若いので、おそらくこれからでしょう。

川副　小児より成人のほうが育てるのは簡単だろうと思っているのですが、松居先生はどう思われますか。

松居　集約化しない限りは、外科医の労働環境はよくならないことは明らかですが、難しいですよね。

先日、厚生労働省のある会議で、こんな話が出ました。例えば、施設に外科医が3人いて、忙しいからもう1人増やそうとしても、たいていの外科医は自分の症例数が減

Yoshiro Matsui

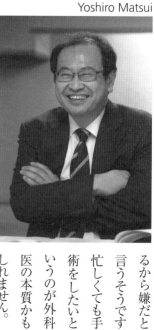

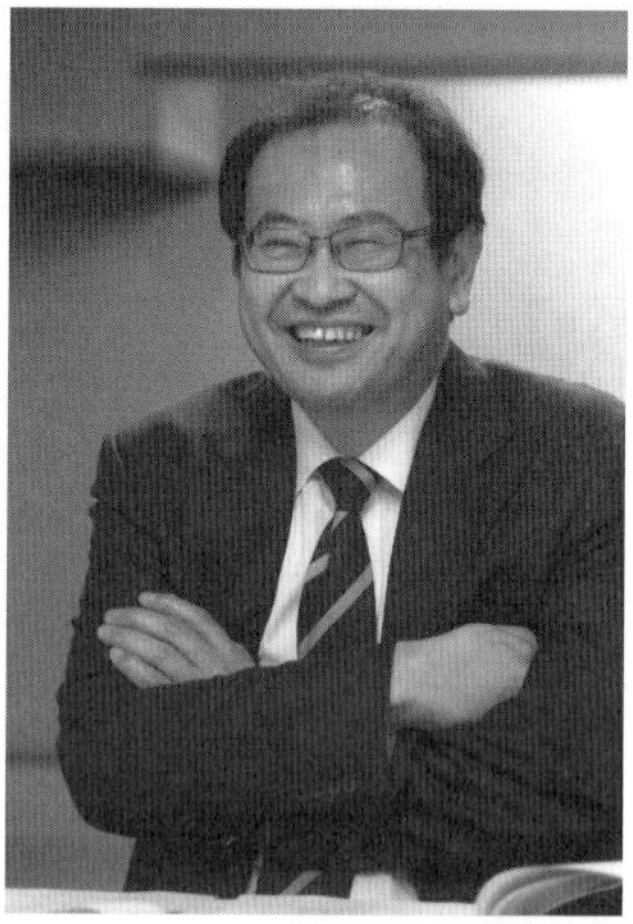

るから嫌だと言うそうです。忙しくても手術をしたいというのが外科医の本質かもしれません。

日本での症例数は欧米に比べると少ないけれど、治療成績は決して悪くありません。ということは、自分から技術を磨きたい、レベルを高めたいと思っている人をセレクトして教育したほうが早いのかもしれない。人から教えられたことをこなせるかどうかは別問題だからです。私たちがしてきたように、自らが考えて学んでいかないと育たないのではないか。教えて育てようという発想が間違っているんじゃないかと私は思っています。

川副　高梨先生は多くの人を育てていますよね。そうした人の中には、一人立ちしている人もいるでしょうけれど、反対に、脱落者もいるのではないですか。

高梨　もちろんいます。症例数の話をすれば、その施設のトップの成績を維持するためには1年間最低２５０症例、二番手・三番手を一人前に育てるには、最低１５０症例が必要です。それだけで４００症例。それ以外の人が行う症例も考えれば、一つの施設で５００症例以上が必要です。逆にいえば、その数を消化しきれなければ、脱落していくことになります。

インターベンションと外科手術の専門性をめぐって

川副　小児では、インターベンションの増加と日本の人口の急速な変化でトレーニングケースがなくなってきているという話がありましたが、成人の場合はどうですか。

佐野　成人も一緒で、簡単なＣＡＢＧ〔冠動脈バイパス術〕がだんだん減っていますよね。

田嶋　減った分を高齢者でカバーしている感じです。ワイヤーテクニックやＴＡＶＩ〔経カテーテル大動脈弁置換術〕、マイトラルリペア〔経カテーテル僧帽弁クリップ術〕などを見ていると、これからの心臓外科医は、手術とインターベンションの両方をマスターしないと正しいセレクションができないのではないでしょうか。

川副　今までの心臓外科医は手術することばかりを考

えてきて、内科的なことはあまり勉強してきませんでした。でも、これからは、この患者に何をしてあげたら一番いいんだろうと判断するとき、手術が上手にできることも必要だけど、その前の入口で、内科的な素養がいるんじゃないかと思いますね。

田嶋　私の病院の外科で、開心術が結構できる者が、夜久先生のところでTEVAR［胸部大動脈ステントグラフト治療］を学んで戻ってきました。手術とTEVARのどちらもできるようになって、彼は非常にフェアな判断をするようになりました。

川副　両方ができて公平に判断できるのは、TEVARだったからだと思います。国立循環器病センターの小林順二郎先生のように、TAVIもすれば、弁置換もする方もいますが。

夜久　開胸手術が減っていくからワイヤースキルを身につけたほうがいいという話がよく出るのだけれど、それは本当だろうかという気がします。外科という部門を縮小させないために、元々われわれの頭になかったワイヤーまで手を出さなければいけないとなると、外科、内科といった今の部門のあり方そのものも問題です。例えば、循環器疾患すべてを扱う循環器科のような形の窓口をつくり、その中にオープン［開胸手術］があり、ワイヤーがあり、エコーがあるといった運営をしたほうがよいのではないでしょうか。窓口は一つですから、治療方針はオープンをする人、ワイヤーをする人など、皆が集まって決められます。オープンをする人、ワイヤーをする人がそれぞれ治療方針を決めるよりも、複数の人が加わってベストトリートメントを選ぶほうがフェアではないでしょうか。そのためには、従来の部門・診療科の枠を崩さなくてはいけませんが、今あるハートチームがそのイメージに近いかもしれませんが、今あるハートチームはそうはなっていません。

大北　基本的に、外科、内科に分かれていますからね。

佐野　外科手術もカテーテル治療もすべてできる医師がいれば、この患者にはTAVIがいい、外科手術がいいとフェアに判断できるでしょうが、実際にはそんな人はほとんどいません。ハートチームについても、夜久先生がおっしゃるのは理想論で、ヨーロッパをはじめ世界中のどの国もハートチームといいながら、循環器内科がすべてを決めています。ミュンヘンにいる友人のラング［Rüdiger Lange］教授は自ら年間300症例のTAVIを行っています。彼が最初の頃、言っていたのは、例えば循環器内科がTAVIを行うと、当時は20％の血管合併症を起こしていましたから、大腿動脈の損傷が起こったら、終わった後で彼らは「これを治してね」と言って帰るんだそうです。心臓外科医であれば、どこからのアプローチが血管損傷も少なく、カテーテル操作がしやすいか、すべてを判断できます。ですからTAVIは外科医がするべきものだと言っていました。それでもミュンヘン循環器病センターでは施設全体で600症例のTAVIがあり、循環器内科が半分、外科が半分になっています。ラング教授のような素晴らしい心臓外科医がいるところでもそうですから、そのうち内科のほうが症例数は絶対に増えますよ。患者さんは元々内科が診ているのですから。

友人のモア［Friedrich Mohr］教授のいるライプツィヒ循環器病センターには、リンケ［Axel Linke］というTAVIの専門インターベンショニストがいます。私はその施設に何度か見学に行きましたが、あそこのハートチームの外科医は若い心臓外科のスタッフで、2時間も3時間も何もせず、じっとTAVIに付き合っていました。

夜久　ヤングサージャンがどうして付き合わないといけないのですか。

佐野　何かあったときのためです。そもそも、これがだめだったら外科的に胸を開けて自分でAVR［大動脈弁置換術］をしようかなどと考える内科医なんていませんよ。外科医をトレーニングするのさえ難しいのに、内科医がそれをするのは不可能です。ですからいざというときのために外科医を置いておくのです。

大北　一人で何でもできる教育をしようというのではなく、ワイヤーもわかってストラテジーを立てられる心臓血管外科医や、開胸手術のこともわかる循環器内科医をつくらないといけないのでは。自分で全部をやらなくていいんですよ。

川副　学会は全部やることを推進しているのですか。

夜久　ワイヤーはやらないといけないという風潮はあります。

荻野　学会の講演ネタになっています。私自身は、すべての外科医がそういうことをやる必要はないと思っています。私の病院は、私の着任前はカテーテル治療が多かったので、カテーテルをやりたいと心臓血管外科に入ってくる人がいました。外科であれば、小手術を先行させたハイブリッ

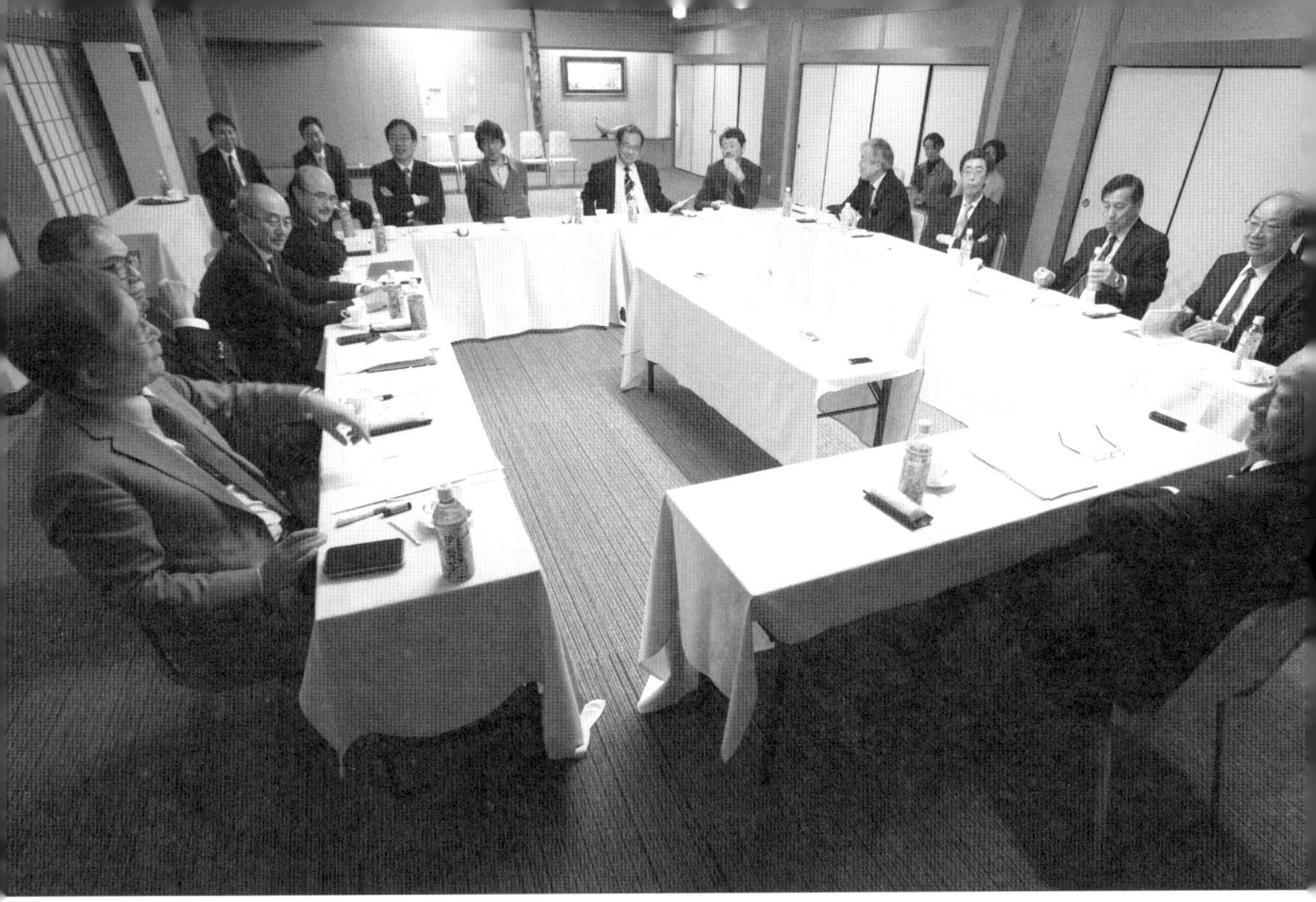

ド治療もできます。低侵襲で、ワイヤー操作を駆使するカテーテル治療に魅力を感じる若手も外科にはいるんです。

川副　そういう人をどうやって育てるのですか。

荻野　現実的に、カテーテルを使える人間に今チャンスが来ています。私は、治療現場でシネアンギオグラフィー［血管造影の動画］を見るのも嫌いですが、造影CTではなく、ときに500cc以上の造影剤を使って血管造影を駆使する先生もいます。これまでとは少し違う外科医が出てきていると思います。

佐野　今は多様性の時代なので、インターベンションが好きな外科医もいます。これからの成人の心臓外科を考えると、私は消化器外科のトレーニングをするより、半年でもいいからカテーテル的なトレーニングをして、ある程度できるようにしたほうがいいと思います。カテーテル治療の簡単な操作、知識だけでも必要でしょう。

夜久　ローテーションの中でベーシックなトレーニングとしてのカテーテルトレーニングであればいいと思うのですが。

坂本　同じようなレベルの治療内容と成績を提供できるようにするのに、外科手術の教育が一番時間がかかるんじゃないでしょうか。インターベンションに必要とされる一般的なワイヤースキルは、外科医としての技術よりは大分早く習得できますよね。こういう現状の中で、外科領域の次世代の必要数とそのレベルを維持することは非常に難しい。

インターベンションと同等以上の成績を提供できる外科医の育成にかかる時間を縮めて、その絶対数を維持できないと、オープンは必然的に減ってきますよね。

川副　でも、オープンのエリアが小さくなるから、ワイヤースキルをもつべきだというのはおかしいと思うのですが。小宮先生の施設では、手術もワイヤーもやっていますよね。

小宮　自分がトップでいる間は、内科を抑えられると思っています。私のところでは、TAVIなどについてはハートチームが機能していると思いますし、お互いをリスペクトしています。外科がどこまで関わっていくかという話については、TF［経大腿アプローチ］に食い込めないかとの思いはあるのですが、現実には無理でしょう。

川副　そういう方向性は出していないのですか。

小宮　できたらいいという気持ちはあったのですが、私の施設のような〝手術で〟というところは難しいですね。外科医を目指していた人たちに傍流の道をつくるべきではないかという、先ほどからのお話は、たぶんいろんな道を用意しなくてはいけないという意味なんだろうと思いますね。

荻野　学会で講演をする先生方にはカテーテルの話をあまりしてほしくないと私自身は思っています。あくまでも外科医でいろよという気持ちがあります。

松居　一つ、質問をしてもよろしいですか。カテーテルをするような人は外科医じゃないということになるんでしょうか。私の教室には、カテーテルをやっている外科医はたくさんいるのですが。

夜久　カテーテルの専門家がいても、オープンの専門家がいてもいいと思います。どちらも同レベルで、同時にトレーニングしていかないといけないのではないでしょうか。

大北　引き出しの一つということですよね。

川副　松居先生の教室では、若手の教育はどのようにされていますか。

松居　自分たちのやった手術の術前・術後の客観的評価が必要と考え、心機能などを理解させるために、エコーの勉強をさせています。

ワイヤースキルに関連したことで思い出したのですが、この間、弁膜症のガイドラインを書いたヨーロッパの内科医と話をしました。彼は、同じ内科でもカテーテル屋さんにTAVIを渡すのは危険だ、TAVIは我々エコー屋がやらないといけないと言っていました。ハートチームも内科でつくって、彼もそこでやっているそうです。内科は内科で多くの医師がいるので、統合するとなったら、外科医はどこに入っていくのだろうかと思ってしまいます。

佐野　ヨーロッパでは、合併症がだんだん減ってきたら、ハートチームに外科医はいらないとさえ言っています。最終的にきっとそうなって、ハートチームは形ばかりになるでしょう。5年後、10年後には、おそらく日本も同じようになりますよ。

荻野　カテ室で十分であって、ハイブリッド手術室は必要ない状況も出てくるかもしれません。「手術室」を使おうとするといろんな制約、予定があってハードルが高いけれど、カテ室は使いやすいですから。

全員が一人ずつ、究極のスーパー外科医を育てよう

川副　今、間違いなく言えることは、マーケットが縮小して、症例数が減り、手術が減るということですね。

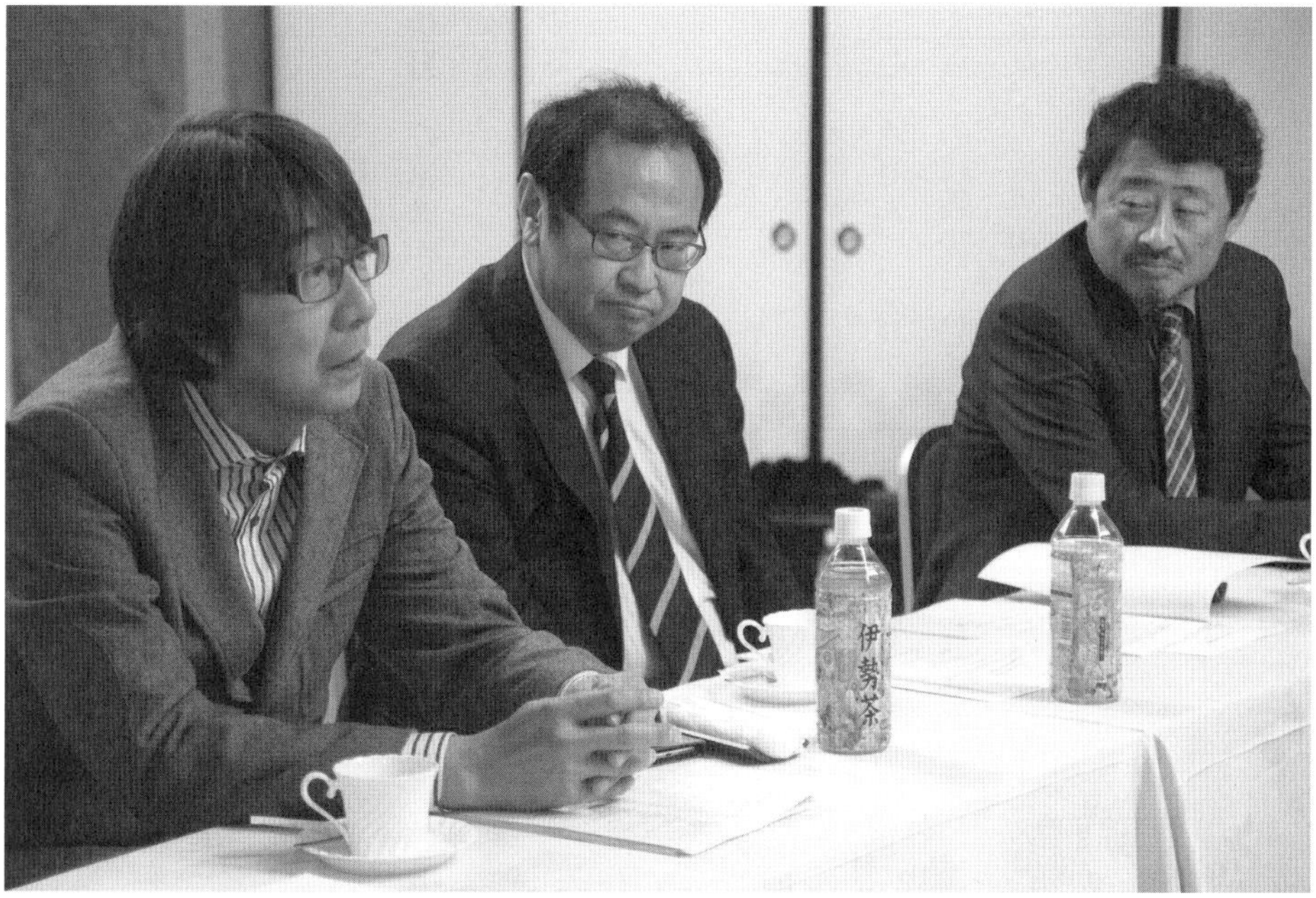

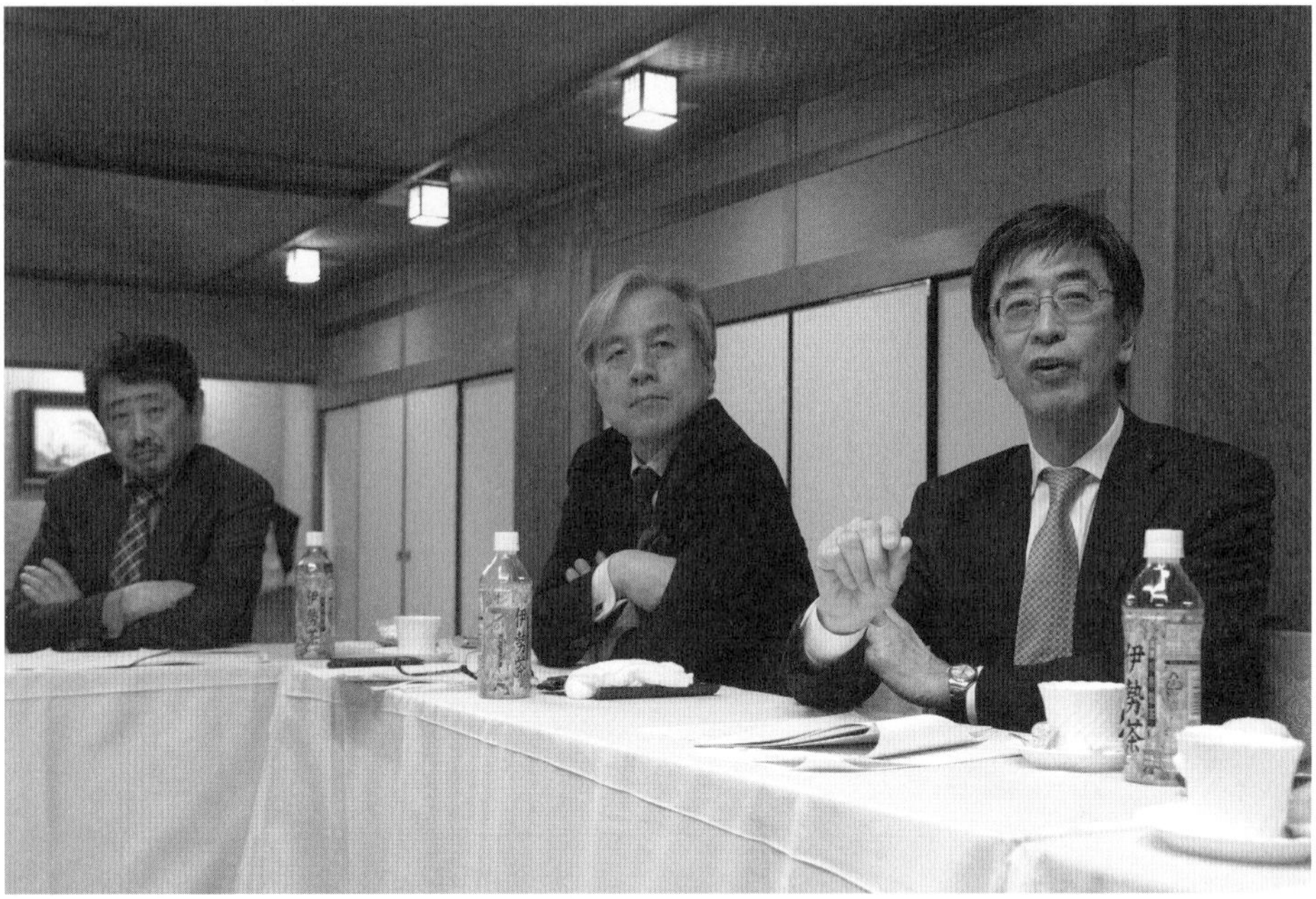

中身としては、簡単な患者ではなく、難しい患者や高齢者が残る。したがって、TAVIなどのカテーテル治療の適用外となった複雑な病態の患者や高齢者を手術することになる。そういった患者の手術ができる外科医を、人数は減らしてもよいから、つくらないといけない。学会としてはそのことを考えるべきではないでしょうか。

佐野　症例数がどうしても減っていくのですから、施設を集約化して、外科医一人あたりの手術件数をキープする必要があります。

もう一つ思うのは、200CLUBの先生方は研修医時代に自分で手術をしていなくても、手術ができる人です。例えば私がトレーニングを受けたメルボルン大学のロジャー・ミー［Roger Mee］先生は若手に手術をほとんどさせません。フェローは通常一年間いて、執刀させてもらうのは最後にASD一例だけ、これでおしまいです。それでも世界中から来た優秀な研修医は、いい手術をこれでもかこれでもかとじっと見、助手をすれば、見よう見まねで手術ができるようになっています。メルボルンの研修医仲間から呼ばれて、ときどきフィリピンやインドネシアなどの施設に呼ばれ、手術をしましたが、彼らは見るだけで技術を向上させていきます。しかし、多くの人はそうではありません。手術を見るだけではわからない研修医や若いスタッフを手とり足とり教えて、簡単な症例から執刀させ、できるようにするのが今の教育です。それをどこまでするかですよね。

いずれにしても、良い手術を見せないといけません。また症例数をある程度、用意する必要があります。ですから施設集約化も大切になります。

坂本　集約化して施設の数を減らしていくなら、できない人をできるようにするために症例を使うよりも、これからは外科医も集約化したほうがいいということにもなりますよね。

夜久　20年後にはそうなるでしょう。オープンハートが半分になったら、外科医は半分でよいことになりますから。

佐野　その一方で小児も成人も、難しい症例が増えます。

大北　結局は、国の医療政策としてどうするかということになりませんか。

川副　国がする前に学会が何か手を打てませんかね。

荻野　学会についてはなんとも言えません。先ほど、高橋先生が手術室にどれだけいるかによると言われましたが、要するに手術をどのように見ているか、体験しているかが大切ですよね。海外では、医師は目的を持ってよく施設を移りますが、日本では、制度上、特に症例経験数が少ない人ほど施設を移動せず、症例数の少ないまま止まっている傾向にあります。非現実的かもしれませんが、そういう人が施設を移動できるようなシステムを作って、一年ごとにいい施設を回れるようにしていけば、5年ほどで一人前になれると思います。

夜久　学会が施設の集約化をするのは難しいけれど、サージャンの集約化はできるでしょう。資格を厳しくしたらよいのですから。今の専門医ではなく、スーパー専門医を200人にして、そのスーパー専門医がスーパーバイズすると同時に執刀もしなければならないとなれば、自ずと集約されます。

川副　スーパー専門医になる人を誰がセレクトするのですか。試験をして選んでもうまくいきませんよ。

夜久　例えば川副先生が手術を見るとか。誰が評価するにしても、200人に絞るとしたら、結構優秀な外科医がセレクトされることになりますよ。すでにいる専門医を、これだけの条件を満たしたらスーパー専門医にするということでもいいかもしれません。年間200症例以上の手術をしていない人は切りますというふうに、症例数を条件にするのも一つのやり方でしょう。いずれにせよ、スーパー専門医は必要です。ただ、専門医の数を減らすということは門戸を閉ざすことでもあるので、若い人が入ってこなくなる可能性がありますが。

大北　スーパー専門医をつくるには、サージャンフィーというインセンティブが絶対に必要です。

佐野　十数年前に厚生省の人から、「先生たちは日本の心臓血管外科専門医を200人とか300人にできますか。もしできるのであれば、試験的にインセンティブを付けてもいいですよ」と言われたことがあります。心臓血管外科医と小児外科医が少なかったですからね。結局、そこまで専門医の数を減らすのは難しいということで、その話は立ち消えになりましたが。

年間約600症例のUCSFにいる心臓外科のスタッフは、シニア・サージャン、ジュニア・サージャン、フェローがそれぞれ2人ずつです。またシニア・サージャンとジュニア・サージャンでは給料が倍ぐらい違います。ですから、ジュニア・サージャンは必死で頑張って、シニアになろうと努力するのです。だって給料が倍以上に上がるのですから。

日本でも、インセンティブが付くシニア・サージャンと付かないジュニア・サージャンに分けたら、変わる可能性があります。ただし、それを実現するには、学会の理事長や理事は、会員からさまざまなことを言われても強権を発動するくらいでないと難しいでしょうね。

川副　しかし、理事長だからといって、強権を発揮できるような学会の仕組みにはなっていません。

大北　やはり医療政策ですよ。公正な競合をつくろうと思うとインセンティブがないとだめです。病院も同じです。インセンティブが付いて儲かるようにしないと、病院の集約化はできません。

荻野　東京医科大学に今度できる新病院では、内科と外科で患者の取り合いをしていては非効率的なので、循環器病センター構想の下、循環器内科、外科という名前に変える予定にしています。循環器内科と外科では、インターベンション治療がダブっているので一緒にして、内科部門、外科部門、インターベンション部門の3つに分け、働き手にも患者さんにもわかりやすくするつもりです。

川副　兼任はないということですね。さっき言ったように、症例数が減って難しくなる手術が外科に回ってくるとしたら、そういう難しい手術ができるエリート外科医が必要であって、仕事が減ったからワイヤーを一生懸命しないといけないという話にはならないでしょう。これから私たちは非常に特殊な、エリート外科医をどのように育てていけばいいのか、ということに尽きると思います。

夜久　武士が武士として誇りをもって生きていけないといけない。飛び道具を抱えていてはいけないということですよね。

川副　究極は、皆さんの施設で一人でもいいから、自分のあとを継がせられる外科医をつくっていただきたい。少数でも構わないから、本当の外科医をつくらないといけない。とにかく私が強調したいのは、先生方はこういう会でこれまで一生懸命やってこられたのですから、各自が一人ずつ跡取りをつくってほしいということです。任せても大丈夫、任せられるという外科医を一人つくっていただくのが手っ取り早いと思います。もちろん、何も手を打たなくてもそういう人間が生まれてくれば一番良いのですが、過渡期にある今、それは難しい。ならば、私たちが次の世代をつくらなければなりません。

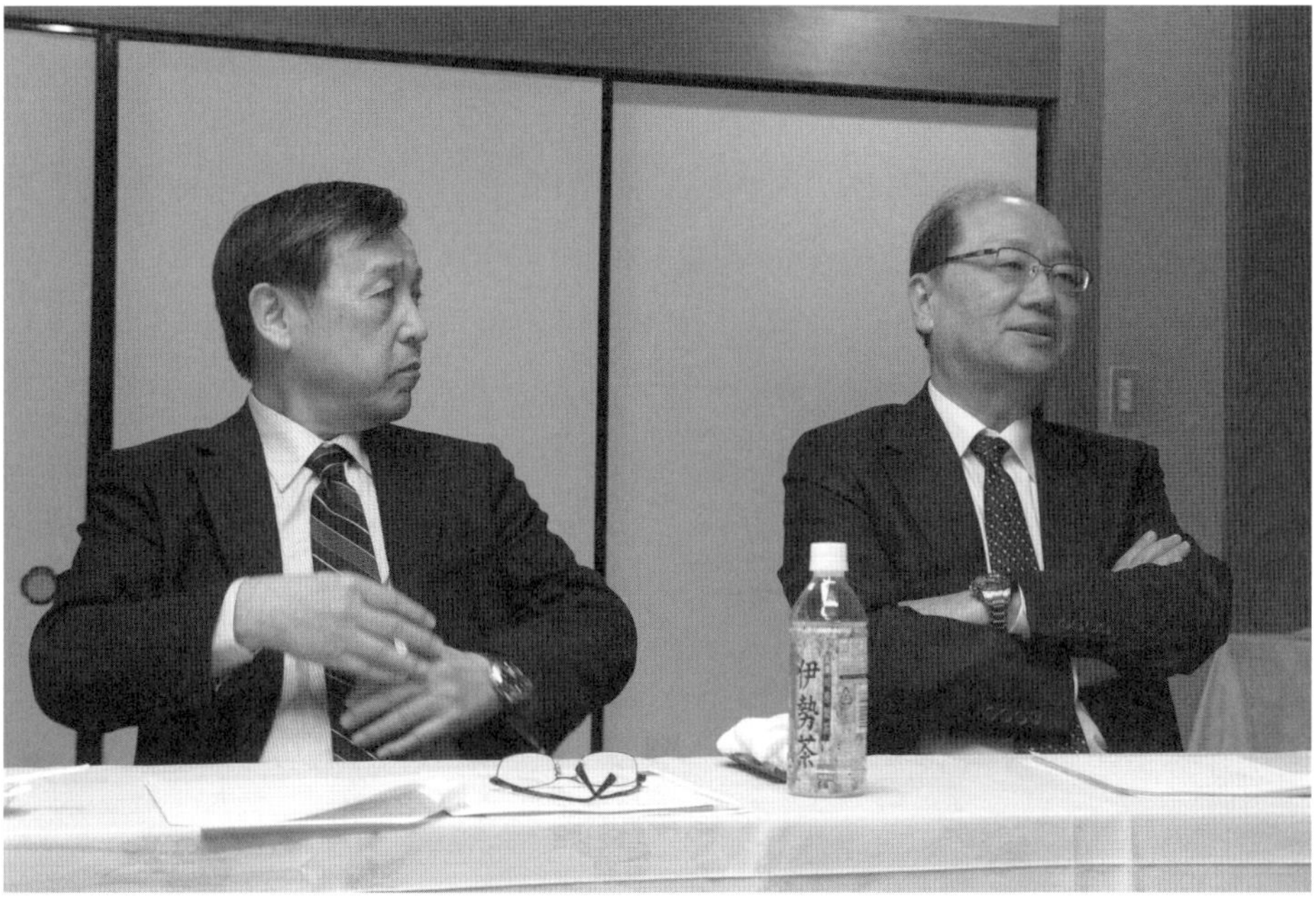

その次の世代ではおそらく何らかの力が働くでしょう。ひょっとしたら、日本の外科医はだめだといって中国などアジア諸国から、外科医が入ってくるかもしれません。

坂本 200CLUBで行ったようなライブ手術をやらせることのできる外科医を、これから自分たちの下につくれるかどうか、ということですね。

川副 今の私たちができること、やらねばならないことは、それだと思います。

夜久 成人はまだやりやすいけれど、小児の先天性はかなり厳しいです。

角 それには旧態依然とした徒弟制度が必要だと思いますね。私が本当に信頼できて任せられるような人を育てられるのは、一生に一人か二人でしょう。

高橋 結局、症例数だと思います。例えば年間500症例を部下三人に任せられれば、彼らの目は他のことに向かないでしょう。それから、教えるのは手術だけにして、違うことはあまり教えないほうがいいんじゃないかという気がします。

大北 皆を同じように教育する必要はないですよね。

川副 ただし、柱、スペシャル、武士となる人物を一人つくっておかないといけません。皆さん方が手づくりで、一人そうした人間をつくる、これしかありません。

坂本 集約化しかない……ですかね。

川副 カテーテルもやる、手術も少しやるという人が出てきてもしようがないですよ。それはあるでしょ。

松居 どちらのセレクションが患者のためになるかというと、インターベンションのほうがいいものがたくさんあります。末梢血管もそうです。そういった意味で、今までの外科を良しとするか、新たなテクノロジーを良しとするかは、私たちも知らないといけないことではありますよね。

川副 もちろんそうです。

荻野 そのとき、インターベンション部門の先生が全体のトップだと、成績などいろんなことがおかしくなるような気がします。やはり外科部門が意思決定のトップにいたほうがいいと思います。私の施設では、外科の2部門間のコラボレーションがうまくいっていて、これは難しい手術だからTEVARの方針でなど、外科部門がトップの状態で治療方針を一緒に決めています。

川副 とにかく、究極の外科医をつくってください。これが今日の結論です。ありがとうございました。

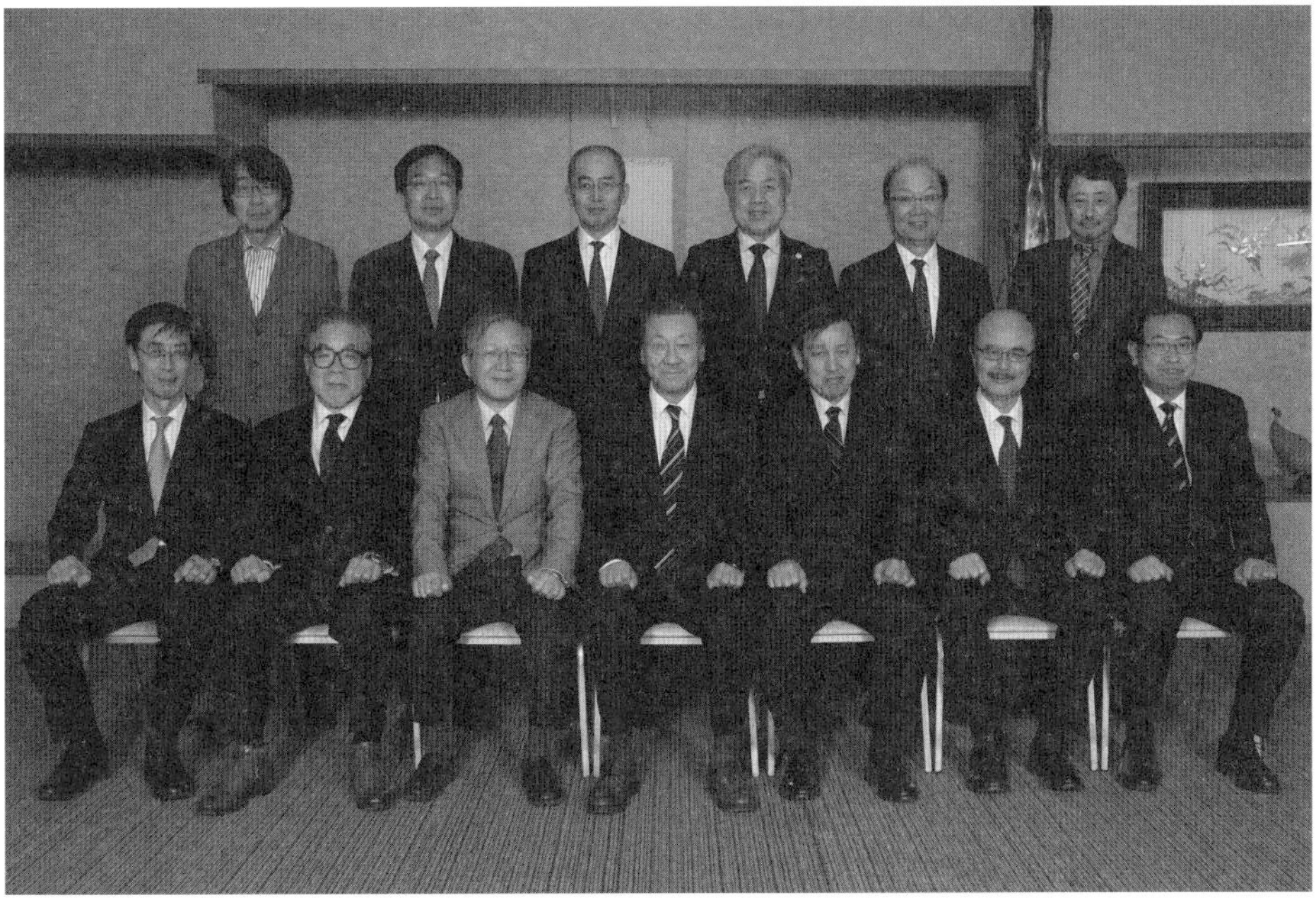

《2018年2月21日　座談会出席の13名。津市 湯元榊原舘 大会議室にて》

II

後輩たちへのメッセージ

心臓外科医を天職として

＊肩書は2018年2月現在

タテ糸とヨコ糸

川副浩平《かわぞえ こうへい》
関西医科大学総合医療センター　心臓血管病センター長

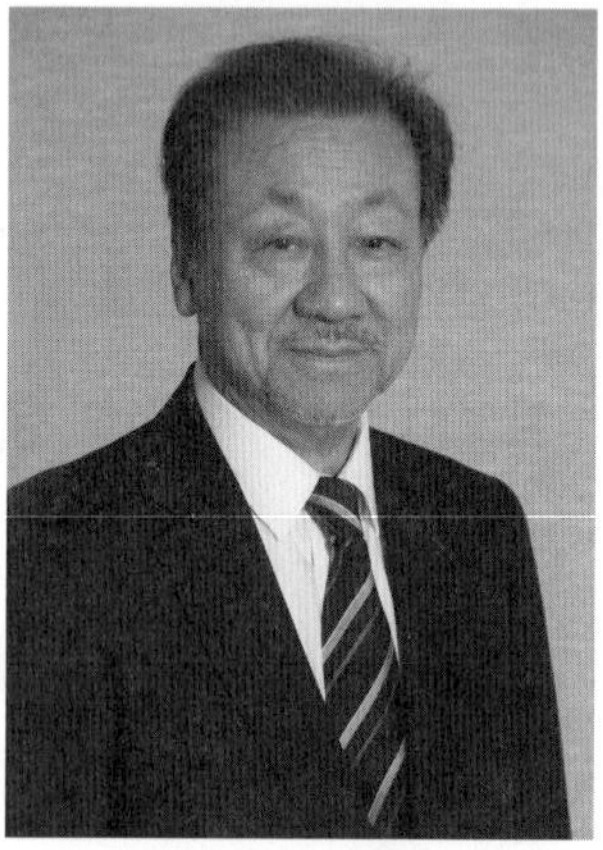

「人生は運命の糸が織りなす一枚の布のようなもの」という言葉がある。心臓外科医としての自らの人生も、色とりどりの糸によって半世紀かけて織り上げてきた一片の布であろうか。布は、柱となる経糸（タテ糸）の間に、絵柄を描く緯糸（ヨコ糸）を通して織られる。言ってみれば、タテ糸は生涯を貫く外科医としての姿勢であり、重ねられて絵柄を描くヨコ糸はさしずめ日々の学習・経験であろう。タテ糸は生涯を通して自らの行動や判断の基準になるもので、自力で、かつ早い時期に張るに越したことはない。もちろん絵柄は外科医個々が目指す目標であって、ありたいと思う医師像であったり、身に付けたい手術、また完成させたい研究や手術手技の工夫であることもあるであろう。

　こんな事を考えながら、私という外科医の物語を一片の織布になぞらえて振り返ってみることにした。今日まで完成を目指してきた絵柄を描くに至った経緯を回想し、また次世代諸氏には、我々世代とは異なる絵柄を描く宿命が待っていることをメッセージとして伝えたい。

座右の書への小さな疑問から

大学を卒業した1971年の春、医師国家試験合格を合図に入局が許された東京女子医科大学榊原外科で、6年間の研修がスタートした（女子医大には、この頃すでに6年間の専門医育成制度があった）。教授の薫陶を受けた先輩たちの意識は一様に高く、知らないうちに心臓外科の最先端を走る自分の姿を想像するようになっていた。ごく当たり前のように「心臓外科医のプロ意識を持つ」と「一流に学ぶ」強い思いがタテ糸の中心になり、おぼろげながら「一流の心臓外科医の姿」が目指す絵柄として出来ていた。その後、それほど年月を経ずに何本かのタテ糸が加わり、新たな絵柄が描けたのは以下の理由によっている。今思えば、修練時代にとり憑かれたように続けた動物実験が、その後の自分を決定づけた。

入局4年目、座右の書としていた『Cardiovascular Dynamics』〔心血管のダイナミクス Robert F. Rushmer 3rd ed. 1970〕を拾い読みしているうち、弁の動きは解説されていても、房室弁輪の形や動きに関する記載がないことに、何故か引っ掛かった。この引っ掛かりが全ての始まりであった。ちょうどその頃、mitral annular remodeling〔僧帽弁輪の再形成〕、mitral ring annuloplasty〔僧帽弁リング弁輪形成〕などの、耳慣れないカルパンティエ〔Alain Carpentier 1933 -〕の造語を目にしたばかりであった。この刺激的かつ魅惑的な新しいコンセプトは彼一流の経験則であって、実証された根拠を持ち合わせていないことに気づいたのである。

ならば、人工弁輪を考える前に弁輪の形と動きを見ることが先であろうと、動物実験を企てた。

当時我が国では犬の体外循環ができなかったため、ＳＶＣ〔上大静脈〕、ＩＶＣ〔下大静脈〕、を一時的に遮断して心内操作を繰り返し行うinflow occlusion 法で、犬の弁輪に鉛の玉を縫い付けて、慢性期にシネアンジオ装置で観察することにした。まさに蒼き「好奇心・探究心」のなせる無謀な実験計画であった。悪戦苦闘の末、十数頭の実験で何とか2頭の弁輪の動きを観察するところまで漕ぎ着けたものの、論文にするには程遠く、ほとんど徒労に終わりかけた実験であった。そして間も無く、それまで見たことも聞いたことも無い米国の雑誌『Journal of Applied Physiology』〔臨床生理学雑誌 May.1971〕に、全く同じ目的で行われた完全な論文「Size and motion of the mitral valve annulus in anesthetized intact dogs.」〔麻酔犬における僧帽弁輪のサイズと動き〕が掲載されていることを知った。しかも大学卒業の年に発表されていたことを知り、愕然とした。

それでもタダでは転ばなかった。カルパンティエ・リングより生理的であるはずと、ダイナミックに収縮する後尖側に弾力性をもたせた「セミ・フレキシブル・リング」のアイデアに結びつけた。我が国におけるカルパンティエ・リングの導入は今野《こんの》草二《そうじ》・小柳仁《ひとし》両教授〔1975年 東京女子医大〕によるが、同じ手によってほぼ同時期に我がリングが臨床使用されている。遠くサウジアラビアで、デュラン〔Carlos Duran1932 - 2017〕による「デュラン・フレキシブル・リング」が臨床使用され始めた頃である。その後、我が「セミ・フレキシブル・リング」は国立循環器病センターで継続して使用され、一定の成果を上げていたが、製品化ができないまま、やがて幻のリングとなって消えた。

ライフワークを織り上げる意志の糸、出会いの糸

しかしながら、これで全てが水泡に帰した訳ではない。困難な動物実験に挑み、その結果考

案したリングが臨床応用できたことで、世界が意外に近いことを実感した。この時から「好奇心」「探究心」「勇気」「問題意識」が、日常の心構えとしてのタテ糸になって加わり、今日まで半世紀にもなる我が外科医としての歴史を貫く柱であり続けている。一方、弁輪の研究やフレキシブル・リングの開発は必然的に私に対して弁の coaptation［接合］の追求を促し、1970年代末には海外の先進施設と競うようにして、私は近代的僧帽弁形成術の取り組みへと駆り立てられた。ここにライフワークとなる弁形成術の絵柄が、はっきりした輪郭を持って生まれた。そこから編み込まれていったヨコ糸の多くは、一例一例の経験の積み重ねや自己研鑽であるが、1980年代の心筋保護法の確立や心エコー図診断の進歩、リウマチ性から変性性弁膜症への変遷、内科医の支援などが、幸運のヨコ糸として絵柄の完成に大きな役割を果たした。1988年 ePTFE suture［ゴアテックス糸］を用いた人工腱索の導入によって、カルパンティエが提唱した French correction［「フランス流の修復術」と呼ぶカルパンティエの術式］と、American correction［人工腱索を用いるアメリカ式修復術］を融合した現在の僧帽弁形成術が確立してからは、広く全国に普及して成績の向上が得られるようになった。その後私自身は、1993年には本格的に大動脈弁形成術に着手し、弁形成術の真の完成のためのヨコ糸を織り始めるようになった。そして大動脈弁にも形成術の手応えを感じ始めたミレニアムを迎える頃、ようやく心臓外科医としての天職意識をおぼえるようになった。

次世代の心臓外科医の姿は真のエリート像

このように私達の世代は、心臓外科医としての歴史が心臓外科の成長期の歴史と重なって、新しい手術の絵柄を描いて完成させてきた世代であった。しかし今や外科手術は完成に近づき、今世紀になって新しい手術法は生まれていない。カテーテル手術時代へと移行しつつある中、外科手術は、今に生き残った手術手技が新しいテクノロジーの応用によって、小切開・低侵襲手術へと変化しつつある。しかし外科手術の低侵襲化にはおのずから限界があり、この方向性は外科手術の本道ではないであろう。これからの心臓外科医は新しい手術ではなく、カテーテル手術時代にこそ求められる完成度の高い外科医像の絵柄の布を織る必要があろう。外科手術が最も威力を発揮する早期根治術としての弁形成術と、カテーテル手術非適応あるいは不成功例等のハイリスク患者の手術、この両極端の手術に応えられる優れた技量を発揮できるエキスパートの姿が絵柄として浮かんでくる。

これからの心臓外科医には、これまで以上に格差が生まれやすい厳しい環境が待っている。しかも今日の社会情勢を考えれば、医療制度や医療経済等のあらゆる医療事情に精通する、まさに理想的なエリート外科医の姿以外にない。この実現のためには早い時期に柱となるタテ糸を張り、適切なヨコ糸を選別することが肝心で、一流に対する強い思いがタテ糸としてあって初めて、人との出会い、時の巡り合わせの幸運のヨコ糸にも恵まれることを繰り返し強調しておきたい。

Luxurying in cardiac surgery 心臓外科手術に淫して

大北 裕 おおきた ゆたか
神戸大学 大学院医学研究科 外科学講座
心臓血管外科学分野 教授

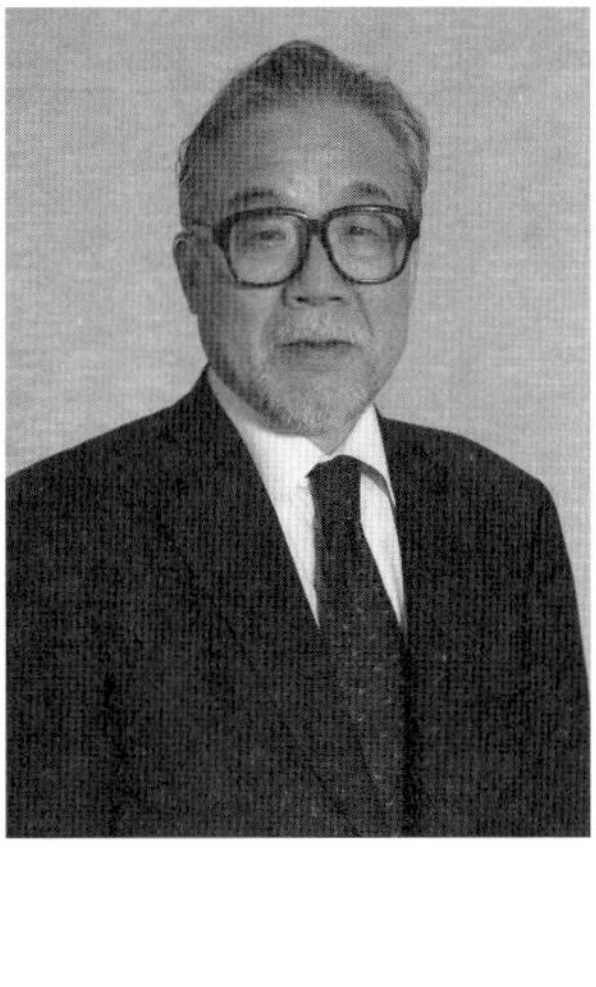

Luxurying in cardiac surgery とは小生の造語です。心臓外科に全身全霊で浸る快さを表現したつもりです。また、「淫して」とは物議を醸す表現ですが、「婬して」よりは少しマシな感じで「ふける」という意味が相応しいと思っています。

一方、Mement Mori〔メメント・モリ〕とは、「死を忘れるな」と邦訳されることが多い警句ですが、我々の現場は、常にこのような緊張感に溢れています。19世紀末オーストリアの外科医テオドール・ビルロート〔Theodor Billroth 1829-1894〕先生は、「心臓手術を試みる者は同僚から軽蔑されよう」と警告されました。それから、百年余り経過、我々の先達は前胸部の皮膚からたった10㎝の深さにあるだけの心臓にやっとたどり着いたのです。ビルロート先生の予想とは裏腹に、心臓手術は長足の進歩を遂げてきました。

しかしながら、心臓外科の臨床現場は他の外科領域に比べて「生と死のせめぎ合い」が直接目に見える所です。手術戦略の適否、手技の精確度がこれほど直截に手術成績に反映する領域は他にありません。自らの拠って立つところの患者の最大幸福のために、心臓外科医は絶え間ない精神、頭脳、技術のトレーニングを要求されます。厳しい労働、内科医の進出、社会からの圧力などの逆風下、心臓外科領域に参入しようとする若人が及び腰になるのは理解できますが、我々は患者さんにとって最後の砦です。逃げ隠れするわけにはゆきません。本稿では小生の来し方を述べることによって、若き人たちの参考になればと思っています。

1 経歴

小生が、どうして医者になったかって？　それは、ＴＢＳテレビで放送された『ベン・ケーシー物語』〔昭和37‐39年〕の影響が大きいです。冷静沈着な脳外科医が格好良かった。子供心に漠然と大きくなれば人を助ける職業に就きたい、できれば直截的に自分のやったことがわかる外科医になりたいと思っていました。

神戸大学医学部学生時代に初めて見た心臓手術は、麻田栄教授の弁膜症手術でした。人工弁や人工心肺の精巧な仕組みの中に先端医学の粋を見せられたようで、これまた格好良いから心臓外科を志しました。また、先天性心奇形を手術によって正常の血流に直せることに、大いに興奮しました。麻田外科の軍隊みたいな医局の雰囲気に、自分はこれではとても勤まらないと考え、上田裕一先輩の勧めもあって天理よろづ相談所病院の門を叩きました。ここで、最初に6か月の麻酔研修があり、シカゴ大学から帰国なさった秦野滋先生のご指導を受けられたのは誠に幸運でした。大量ケタラールによる高血圧麻酔です。卒業後一年目の研修医が一人で心臓麻酔をかけるんですよ！　気管内挿管ができるようになったのが嬉しくて、喉頭鏡を一日中、肌身離さず持ち歩いていました。

一般病棟（別館と呼ばれていたレジデント病棟）での内科研修は厳しかったです。ここでは、鬼の今中孝信先生に一般社会の「初期研修」を叩き込まれました。「あんたなんか、廊下の真ん中、上向いて歩くな」、「何でもええから、先にはいと言え」、「自分が病気になったら、今の自分が主治医になってほしいか」などと、毎日叱咤され続きでした。随分、失敗もし、叱られてばかりでしたが、臨床医の心構えを叩き込まれました。この時のレジデント仲間は同じように叱られた共同体意識が強く、現在、各自全然違う方面に進んでいますが、懐かしい面々です。

１９８０年から天理よろづ相談所病院の心臓血管外科にお世話になりました。当時部長の故三木成仁先生は古典的外科医で、とにかく前にしか進まない人でした。彼の良いところは、「若い人のやりたいことを止めない」ということで、手術こそ、殆どさせてもらえなかったですが、学会活動などは好きにさせて頂きました。また、小児循環器部長の故田村時緒先生には患者の代弁者として外科医を育てるべく、丁寧・執拗な指導を頂きました。近い先輩達の中では、上田裕一先生には現在まで45年間余お世話になりっぱなしです。小生のロールモデルとして、彼のあとをずっと追いかけてきました。本当に感謝しています。また、２年先輩の故松本雅彦先生（元山梨大学第二外科教授）とは良き遊び仲間としてだけではなく、論文の書き方を教えて頂きました。天理の後輩達も多士済々です。米田正始《こめだまさし》先生（元京都大学心臓血管外科）を始めとして、荻野均先生（東京医科大学心臓血管外科）、山中一朗先生（奈良県総合医療センター）、湊谷謙司先生（京都大学心臓血管外科）、酒井哲郎先生（ピッツバーグ大学麻酔科）、松山克彦先生（愛知医科大学心臓血管外科）など、現在もご活躍中です。

最初のころは先天性心疾患が多く、ヨーイドンで正中切開と大伏在静脈カットダウン、大腿動脈露出を30分で、この時間に遅れると叱咤が来ました。これはスキルとプレッシャー克服の練習に最適であったと思います。次第に症例は成人例も増えて、心臓血管外科医経歴の最初としては、天理は最適な施設でありました。また、お弁当が楽しみで出席していた循環器内科カンファレンスでのCardiology［心臓病学］耳学問が実に新鮮で、故堀健次郎部長、盛岡茂文（元神戸市立中央市民病院）、島田俊夫（元島根大学）、木原康樹（広島大学）諸先生には大変お世話になりました。このころから、心臓血管外科若手が中心になって抄読会、輪読会が始まり、グレン、メイソン、アンダーソン［William Glenn 1914-2003 米の心臓外科医。グレン手術を開発／Dean Mason 1932- 米の心臓外科医。1980から1996までAmerican Heart Journalの編集長を務める／Robert Anderson 1920-2010 米国の心臓外科医。心臓血管系生理学の発展に貢献］などの教科書を表紙から裏まで読み、何から何まで目新しく、随分感激したことを覚えています。

１９９３年９月から直前に赴任されていた高本眞一先生（前東京大学教授）からのお誘いを受けて、国立循環器病センターへ転任しました。最初、川島康生院長（名誉総長）の面接をお受けした折、前もって示されていた条件と少々相違したので、赴任をお断りして阪急北千里駅で帰路の電車待ちをしていると、高本先生に呼び戻され、同院にお世話になることが決まりました。

国立循環器病センターでは、見たことのないような胸部大動脈手術に自分でもできるかどうか不安がいっぱいでしたが、これまでに天理で受けた教育は間違っておらず、案外、素直に入っていけました。高本先生を始め、故中島伸之、安藤太三《もとみ》、松尾汎《ひろし》先生などの薫陶を受け、大いに修練に励みました。1997年6月に高本先生が東京大学に転出され、小生が大動脈チームを任されることとなり、レジデント、若手スタッフのご協力もあり、ある程度の成果を出せるまでになりました。

1997年10月に北村惣一郎先生（名誉総長）が副院長として赴任して来られ、心臓血管外科の新しい核となられ、小生も外科躍進の一翼を担うことができました。その後、北村先生を始め、伴《ばん》敏彦（京都大学名誉教授）、菊池晴彦（京都大学名誉教授）両先生のお力添えもあり、ご縁があって1999年10月から、神戸大学にお世話になることになりました。

赴任当初、神戸大学はさながら、朽ち果てた荒野のようでした。医局員は少なく、開心術症例は毎年30~50例の間、手術日は週2日、それも呼吸器外科、小児外科を含めて4枠、という状況でした。枠外の手術、臨時手術、緊急手術をお願いする度に麻酔科、手術室、ICUとの大きな軋轢が生じていました。その交渉にあたった手術室連絡担当の松田均先生（現国立循環器病研究センター）や松森正術《まさみち》先生（現兵庫県立姫路循環器病センター）らは、正直疲れ果て、小生も毎回のもめ事に参ってしまうこともありましたが、「自分たちは患者さんのために正しいことをしている」という矜持が心の支えでした。

そうこうするうち、病院経営改善策として手術数の増加が謳われ、ICUの拡張が追い風となり、杉村和朗院長をはじめとする執行部のバックアップのもと、呼吸器外科と小児外科が別枠獲得、心臓血管外科は毎日手術枠を頂戴しました。さらに、2013年、麻酔科 溝渕知《さと》司《し》教授がご着任になり、心臓血管外科手術数は飛躍的に増加しました。

外科トレーニングと言えば、手先の訓練、知識の涵養《かんよう》などが重要ですが、小生はまず、医師としての心構えが最重要と考えます。ヒポクラテスの誓いを持ち出すまでもありませんが、医師たるもの、全力全霊を以て患者さんの幸福に邁進せねばなりません。たまたま、洋の東西で同時に医師の人生指針たる言葉が語られています。幕末の緒方洪庵《おがたこうあん》［1810‐1863］先生は、

「医の世に生活するは人のためのみ、をのれがためにあらず、ということをその業の本旨とす。安逸を思わず、名利を顧みず。唯、おのれを棄てて人を救わんことを希ふべし。人の生命を保全し、人の疾病を復治し、人の患苦を寛解するの外、事あるものにあらず」

『扶氏医戒之略』

と述べておられます。

同時期に北米・英国で活躍したウイリアム・オスラー博士［Sir William Osler 1849‐1919］はその講演集『平静の心』［『Aequanimitas』初版１９０５年］のなかで次のように記しています。

The Practice of Medicine is an art, not a trade; a calling, not a business; a calling in which your heart will be exercised equally with your head.

「医療とは、ただの仕事ではなくアートである。商売ではなく使命である。すなわち、頭脳と心を等しく働かさなければならない使命である」

昨今、政府主導の働き方改革など、医療界を巻き込んだ論議で喧しいことですが、医師が患者の求めに応ずることは法律などに規定されるべきものではなく、ノブレス・オブリージュに

属するこの職能団体に本来備わっていなければならない崇高な規範です。

ナチスドイツの悪夢から覚めた1948年、ジュネーブ宣言では、近代における医師の行動規範が高らかに謳われています。21世紀になり採択された医師憲章では、

1　患者の福利優先の原則

2　患者の自律性（autonomy）に関する原則

3　社会正義（social justice 公正性）

の三つの根本原則を掲げ、患者側の主体性に重きを置いた主張になってきました。

自分は、「自分が社会に貢献できることは何なのか?」を基盤に考えると、それは手術の実践であり、後進の育成、アカデミズムであろうと思います。ただ、人を傷つけて治癒させる外科学の「絶対的矛盾の自己撞着」には、いつもある種の引け目、躊躇があります。合併症のない外科手術は存在しません。仏の外科医・生理学者のルネ・ルリッシュ［Rene Leriche 1879-1955］は、『外科の哲学』［『La Philosophie de la Chirurgie』1951］のなかで、

「外科医は誰しも自分のなかに小さな共同墓地を持っており、ときおりそこを訪れ、祈りを捧げる。そこは苦渋と悔恨の場所であり、外科医はそこで自分が犯してきた失敗の数々の言い訳を探さねばならない」

と述べています。

また、わが師ジョン・W・カークリン［John W. Kirklin 1917-2004］は次のように記し、外科医の傲慢を戒めています。

Surgery is always second best. If you can do something else, it's better. Surgery is operating someone who else has nowhere to go.

「手術とは常に次善策である。他にできることがあるのなら、そちらの方がよい。手術とは他にどうすることもできない者に処置を施すことなのだ」

小生が患者と接するときに、いつも心に留めているオスラー先生の言葉があります。それは、「私は、諸君が医療に携わる際には患者一人一人を気遣ってほしいと思っている。病める哀れな人間と向き合っていると、われわれは人間の真の姿を見、その弱さを目の当たりにする。そんなとき諸君は、人間を見下すことのないよう、心を柔軟にして優しい気持ちを常に持ち続けてほしい」です。

紀元前から外科医のトレーニング目標は、

「すべての手術において腕を磨き、両手を同時に動かせるように、左右の手を同じように動かせるように、練習すること。目標とするのは、有能、洗練、速度、無痛、正確、そして機敏である」

（ヒポクラテスの箴言）

と言われてきました。

それでは優れた手術の外科医の行動指標はどのような因子で決定されているのでしょうか。英国の心理学者ジェームズ・リーズン［James Reason］は以下の諸因子を挙げています。

1 スキル（外科医の器用さ、知識、および経験）

2 精神的対応能力（外科医はどの程度、特定の手順を行う用意をしているか。首尾よく手術を遂行することへの外科医の信念）

3 認識の柔軟性（外科医が手術戦略あるいは仮説から、別のものへと切り換える準備ができているか）

4 予知能力（外科医は潜在的な問題をどの程度、意識しているか）

5 安全意識（外科医は安全関連のタスクを上手く扱えるか）

6 コミュニケーションのスタイル（外科医は適切に指示や患者関連の情報を他のスタッフに伝えているか）

7 チームの適合度（外科医は手術チームのメンバーの変動に上手く適応できているか）

8 状況認識（手術室内で生じつつあることに関して、外科医が最新の概観を持っているか）

外科医のためのノンテクニカルスキル（NOTSS）としては、

1状況認識／2意思決定／3リーダーシップ／4コミュニケーション／5チームワーク

が挙げられていますが、特にコミュニケーションの涵養が重要で、

「コミュニケーションはどこかセックスに似ている。それはごく自然な活動であり、殆どの人が自分はうまくやれると思っているが、多くの人はそうではない」

（ロバート・B・テイラー Robert B. Taylor）です。

小生はこれらに、精神的な柔軟性・強靱性（Mental resilience）を付け加えたいと思います。毎日の様々なストレスに耐えて、精神的なトラウマを引きずらない巨視的楽観主義が重要で、高いAQ　Adversity quotient（逆境指数）が求められます。そう、

It ain't as bad as you think. It will look better in the next morning.

「あなたが思っているほど悪くはない。明日の朝にはもっと良くなっているだろう」

（コリン・パウエル 元米国務長官）、です。

心の平静を保つことは大変重要で、運悪く術中トラブルに遭遇したら、小生がよく言われたのは「しばらく目を閉じて、そして、周りに誰が居るか確認し、これまでの自分の経験した総ての case study を反芻する」というものです。コリン・パウエルも有事の時は、「第一報を受けたら、まず、深呼吸を一回する。頭に上がった血を少しでも下げてから対応する」と言っています。

具体的に手術を上手に行う上で必要なことについて幕内雅敏先生（元東京大学教授）は、

1 結紮、剥離など最低限の基本手技がちゃんとできる
2 ビデオで手術を暗記できる。頭の中で手術を反芻できる。立体が構築できる
3 自己の経験、「引き出し」が蓄積できる
4 細部にこだわり、自己を振り返るのには、自分だけの記録をつけるのが一番
5 人の意見に率直に耳を傾ける

と言われています。

また、川副浩平先生（現関西医科大学教授、元岩手医科大学教授）は、「手術に音痴は無く、外科医の起点は揃っている。手術には正確性が求められても芸術性は問われない」とも言われています。

外科手術の Basic skill は毎日の絶え間ない練習のみによって獲得できます。始めから泳げる人、自転車に乗れる人、箸をちゃんと持てる人は居ません。みんな、反復練習によりできるようになるのです。また、これには近道はありません、泥臭い練習を毎日繰り返すだけです。し

かし、闇雲に機械的な練習に終始していても上達は望めません。実際の場面を想定して、そう、想像力を駆使して練習するのです。イチローだって毎日素振りをしています。2015年のラグビーワールドカップで日本がなぜ南アフリカに勝てたか？　それは、「一に準備、二に準備、三にも準備」（廣瀬俊朗）なんです。あとを補うのは知識・経験です。こうすることにより、「やってみい！」と言われた時、尻込みしないだけの準備が整います。

研鑽の心構えとして、ジョンズ・ホプキンス大学のレジデント・プログラムの目標は、

1 Place the patient first,　患者第一主義
2 Establish teaching and education as a priority,　指導と教育の確立を優先
3 Respect the individual,　個を敬うこと
4 Create a collegial atmosphere,　同志感覚を培うこと
5 Maintain adequate clinical volume　充分な臨床件数を維持すること
6 Provide evaluation.　適切な評価を行うこと

としています。

これによく似たものとして、米空軍の戦闘機パイロット養成規範として、

1 Do the right thing all the time,　常に正しきことをせよ
2 Do not underestimate your capacity for excellence,　己の限界を過小評価せず最上を目指せ
3 Practice, practice, practice,　鍛錬、鍛錬、鍛錬
4 Trust the people around you,　周りの人々を信頼せよ
5 Take care of yourself　己を大事にすること

があり、我が国でも戦前、江田島「五省《ごせい》」として、

1 至誠に悖《もと》るなかりしか
2 言行に恥ずるなかりしか
3 氣力に缺《か》くなかりしか
4 努力に憾《うら》みなかりしか
5 不肖に亘《わた》るなかりしか

が有名です。

パトリック・ウォルシュ［Patrick Walsh］

デービッド手術の開発で名高いタイロン・E・デービッド［Tirone E. David 1944-］は、第68回日本胸部外科学会（神戸 2015）で「A Journey to Excellence」（最上の洗練への旅）と題した感動的な招請講演を行いました。それは、

1 Desire to excel, 傑出を求めよ
2 Do what you love and be passionate about it, 自分のやることに愛と情熱を注げ
3 Learn whatever is known about your trade, 自分の仕事に関することは何でも学べ
4 Work hard and be innovative, 一生懸命に働き、革新的であれ
5 Follow-up the patients, 患者をフォローアップせよ
6 Creativity, 創造性
7 Ask for feedback and welcome criticism. フィードバックを求め、批判を歓迎せよ

に集約されます。

昨今、外科トレーニングをOn the Job Training（ON-JT）とOff the Job Training（OFF-JT）に分けることが流行みたいですが、これは教育システムを評価する道具であり、修練する本人にとっては終始一貫した真摯な姿勢が必要です。

The only weapon with which the unconscious patient can immediately retaliate upon the incompetent surgeon is hemorrhage.

「意識のない患者が無能な手術を受けてすぐにも報復できる唯一の武器は、出血のみである」

ウィリアム・スチュワート・ハルステッド［William S.Halsted 1852-1922　米国の医師、医学教育者］

皆様には自分の目の前の患者に害を及ぼさないだけの十分な修練を積んで頂きたいと思います。

I have nothing to offer but blood, toil, tears, and sweat.

「私が差し出せるものは、血と労苦と涙と汗だけだ」

ウィンストン・チャーチル［Winston Churchill 1874-1965］

さて、諸君がこだわる「経験」ってどんなものでしょうか?

「経験がないと感知できないことが膨大にある。けれど、経験があっても感知できないこと、これまた膨大である。経験には鮮烈と朦朧がほぼ等質、等量にある。この魔性が人を迷い続けさせるようだ」

開高健［1930-1989］

「われわれが経験と呼んでいるものは、とんでもない過ちのリストであることが多い」

J・チャーマーズ・ダコスタ［J. Chalmers DaCosta 1863-1933　米国の外科医］

「知識と知恵は同じものであるどころか、しばしば何の関係もない。知識は他人の思想が詰まった頭の中にあり知恵は自らを注意深く見つめる心の中にある。知識はこんなにも多くを学んだと誇り、知恵は自分はこれしか知らないとへりくだる」

『課題』ウィリアム・クーパー〔『The Task』William Cowper 1731-1800〕

などの警句を持ち出すまでもなく、単なる経験の積み重ねは、肉体的疲弊を伴うのみならず精神的消耗も生じます。是非とも「考える外科医」になって、経験・知識を「智慧」に止揚していただきたいと思います。

いろいろな経験を積んでゆくうちに困難な、もしくはチャレンジングなケースに遭遇することがあるでしょう。これぞ、君たちが飛躍するのに千載一遇のチャンスなんです。徒にリスクの高いケースに挑むのではなくて、冷静に自分たちチームの戦略を立てる絶好の機会です。まず、術式について、他の良いものがあるかどうか、文献的にどうか、最低限の手術手技は備わっているか、自分たちのパーフォーマンスの分析、術前準備状況、時間的見積りなどを冷静に分析し、最終的には患者の安全を担保しなければなりません。これには多少の勇気が必要かもしれません。

Courage is a special kind of knowledge: the knowledge of how to fear what ought to be feared and how not to fear what ought not to be feared.

「勇気とは、特殊な知識のことである。恐れるべきものをいかに恐れ、恐れるべきでないものをいかに恐れないでいるかという知識である」

プラトン〔B.C.427 - B.C.347〕

勇気は豊富な知識と経験、練習量により裏打ちされるものです。しかし、挑戦することなしには進歩もありません。

The greatest risk is not taking one.

「最大のリスクとは、一つのリスクも取らないことである」

ジョン・W・カークリン［1917-2004］

現在の外科医教育の問題点として「低侵襲」が時代の旗印となり、非侵襲的治療（内科、放射線科）などとの競合を余儀なくされることが挙げられ、その結果、外科手術件数が減少傾向にあります。また、患者自身は社会の高齢化を反映して、病態はより複雑化、重症化しています。そのような患者に鏡視下・ロボット手術、弁形成、小開胸などの複雑な手術手技が要求されています。また、労働時間を短縮することが至上命令となり、外科医教育の大きな足枷《あしかせ》となっています。

低侵襲化手術のジレンマとして、患者自身の希望と最善の治療とは乖離があること、リスクの低い患者はほとんど非侵襲治療で完遂され、古典的外科手術の対象はより重症化していること、低侵襲治療のバックアップ治療は緊急度が高く、より複雑な手技が必要なこと、外科手術の減少で高難易度手術のトレーニングができないことなどです。ハルステッドの遺産とも言うべき、旧き良きレジデント制度はもはや望むべくもありません。

さらに、現在の本邦の保険制度における外科手術評価は外科医の経験、専門医の有無に全く無関係で、収入体系は卒後年数により一元化され、大学に至っては教育職扱いで、業績、実力、技術の評価が皆無です。外科医個人への還元より病院が増収する状況では、志の高い、野心的な若者を外科領域に惹き付けられません。社会的信頼とインセンティブは表裏一体で、この状況のままでは若き才能溢れる外科医の海外流出は今後も加速すると思われます。

3　海外留学の必要性

最近の若い外科医は海外留学をしたがらない、という話をよく耳にします。それはもったいない。日本の外科手術成績が海外と比肩するようになったから留学は不要、とする短絡的思考には、全く賛成できません。まず、欧米と本邦では手術の経験数が一桁以上違います。Experience based education は何と言っても経験症例数です。手術技量が急速に伸びる、言わば手術の臨界期に多くの症例に曝露されるという経験は貴重です。また、全く日本語の通じない環境で、異邦人として生活し、英語でのコミュニケーション能力を獲得するのはコスモポリタンとして生きていくために必須です。海外での討論で、自分の思っていること、考えていることをうまく表現できず、悔しい思いをしたことが多々あります。人の評価は口で表現できたものによりのみ、なされます。自分が発した言葉だけです、誰も忖度なんてしてくれません。

また、海外留学は、国内での仕事とは全く正反対に on-off が明確に決められ、職掌《しょくしょう》の区別も厳密ですから、徒に病院に留め置かれることはありません。その結果、家族との濃密な時間が持てることは大きな利点です。小生は1986年英国にドナルド・ロス［Donald Ross 1922-2014］を尋ね、ハーリー・ストリート・クリニック［Harley Street Clinic］とナショナル・ハート病院［National Heart Hospital］で1年間お世話になりました。彼のオフィスのある 25 Upper Wimpole Street の地下に下宿させていただき、どちらの病院も走って5分ぐらいの距離で夜もずっと on-call で待機していました。しかしながら、家族と一緒に過ごした時間は現在よりも遥かに長かったです。

1985年暮れにロンドンに到着した日の症例が冠動脈バイパス術後の心移植であったのは衝撃的でした。移植はマグディ・ヤクー［Magdi Yacoub］先生がやっていました。この1年間で学んだことは沢山ありますが、何と言っても、日本では特別な儀式で禊《みそぎ》を必要とするような心臓手術が、こちらでは日常の routine surgery であることでした。冠動脈バイパス術は本当に鼻歌混じりで行われ、ロス先生による同種弁移植、自家弁移植手術は見事なものでした。何よりも、彼の Never give-up の姿勢はその後の小生の行動指針に大きな影響をもたらしました。毎週の楽しみは土曜日、手術が終了した後のオフィスでの酒盛りでした。さらに1989年にアラバマ大学バーミンガム校でジョン・カークリン先生とアルバート・パシフィコ［Albert Pacifico］先生にお世話になりました。ここでは効率重視の American system を学び、そのうえ、パシフィコ先生の驚異的な手術手技、カークリン先生の教育姿勢にいたく感銘を受けて帰って来ました。この2回の海外留学を通じて、沢山の友人ができましたし、世界における日本が置かれた位置も自分のなかで確立できたように思います。

4　アカデミア

学会活動、論文執筆活動は心臓外科医にとって、大変重要なものです。臨床医にとって患者を良く診て、手術して元気に退院していただく、これは大前提、当たり前の話で、その先の話です。臨床経験でも、実験結果でもその結果を発表すること、すなわち情報発信は、まず、自分の知識を整理し、思考をまとめ、科学的論拠を探らねば実現しません。この経過を通じて「科学的思考」を学ぶのです。また、その情報発信に対して他者からの評価がなされ、科学的データを通した知的交流が深まります。学位取得に至るまでの作業は科学的思考を獲得するための格好のトレーニングです。

「優れた臨床活動をするためにも、基礎的、科学的な研究体験をすることが、論理的な臨床活動を行い、病態を論理的に把握するために役立つ」

今村正之〔京都大学医学部名誉教授〕

また、後輩への指導も自らこの過程を経ていないと皮相的なものになります。心臓手術のパイオニアとして知られるC・ウォルトン・リレハイ〔C. Walton Lillehei 1918-1999〕先生は、成功への4つの秘訣〔AHA Annual Meeting 1996〕として、

1 Research　研究
2 Serendipity　偶然の発見
3 Heterodoxy　異説
4 Persistence　粘り強さ

と言っておられます。

論文発表の主要目的は、自分が見つけた新しい知見、核となるデータを公表して社会に役立てることです。論文は学会発表だけでは、その場の論議が空中に散乱するだけに終わってしまうので、誌上発表し、より広く人口に膾炙《かいしゃ》することでその価値は高くなります。一方でその責任も重大となります。学会発表を論文にする雰囲気、文化がその部署に横溢していればこの作業はそんなに困難ではありませんが、そうでなければ孤軍奮闘となります。

具体的には主要雑誌に論文投稿、ということになるのですが、最初から〔対象〕、〔方法〕、〔結果〕、〔討論〕などの揃った原著を著すのは困難でしょう。まずは自分の経験した症例報告を和文雑誌に投稿するのが登竜門です。症例報告は馬鹿になりませんよ。有名な病気は殆ど症例報

告から始まっています。たとえば、高安動脈炎（１９０８）、川崎病（１９６７）、グレーブズ病（１８３５）、クッシング病（１９３２）などが世に広まったのは、僅か数ページの症例報告を起点としています。症例報告を数編書いた後、英文、原著へとすすむのが常道でしょう。

　小生が学会発表で口を酸っぱくして教えられたことは、起承転結を明確・簡潔に。そして、何よりもまず日本語として意味が通ること、次いで科学的根拠に基づいて議論すること、それと時間厳守です。発表原稿は、添削のために原稿用紙は一行あけて提出。何度も添削、書き直しはＰＣなき時代に大変辛かったです。しかし、今となっては労を惜しまず教えてくれた諸先輩に大変感謝しています。

　アカデミックな外科医について、クッシング病に名を残す脳神経学者ハーヴェイ・クッシング［Harvey Cushing 1869-1939］は、次のように規定しています。

1 He must be a researcher, 研究者であること

2 He must be able to inoculate others with the spirit for research, 他者に研究の精神を根付かせられること

3 He must be a tried teacher, 信頼できる教師であること

4 He must be a capable administrator of his large staff and department, 大勢のスタッフと専門領域に対する有能な管理者であること

5 He must, of course, be a good surgeon, もちろん、優秀な外科医であること

6 He must be co-operative, 協調性があること

7 He must have high ideals, social standing, and agreeable wife. 高い理想、社会的地位、そして協力的な妻がいること

5　不確実性の科学、可能性の芸術

Medicine is science of uncertainty and art of probability.

「医学とは、不確実性の科学、可能性の芸術である」

ウイリアム・オスラー

皆さんの目標は何ですか？　教授、部長になること？　それよりも優れた外科医になること、と答える人が大部分でしょう。その目標のためには、自分の努力で何とかなる事と自分の努力では及びようがない事をはっきり意識して、与えられた場所で最善を尽くすのが成功への近道かと思います。

君たちは最近、胸の内、心ときめくことがありましたか？

急性大動脈解離や急性心筋梗塞で瀕死の患者が外科手術により生還した時の感動は当事者でないと分かち合えない至福です。一方、元気で入院してきた乳幼児が冷たい骸となってお見送りしなければならない時の慚愧《ざんき》は耐え難いものです。また自分が教育した後進たちが大きく成長してゆくのを目の当たりにするのも幸福な瞬間です。

16世紀フランスの外科医アンブロワーズ・パレ［Ambroïse Paré 1510-1590］は「至福の時」として外科学の魅力を、死の淵からの生還、手術の達成感、生死の緊張からの解放、後進の成長を目にすることとし、

Je le pansay, Dieu le guarist.

「我処置し、神癒やしたまう」

という箴言にまとめています。

我々の現場は厳しくはありますが、多くの感動に満ち溢れ、みんな明るく頑張っています。いやしくも国税の援助を受けて医師免許を獲得したからには真の「国手」たり得るべく、一度、「生と死が待ったなしの鎬《しのぎ》を削る環境」心臓外科に淫してみませんか?

阿修羅の眼差しをもって頑張りましょう。

Try again, fail again, fail better.

「再び挑戦せよ、再び失敗せよ、さらに上手に失敗せよ」

サミュエル・ベケット［Samuel Beckett 1906-1989］

「真似る」と「学ぶ」

岡林 均《おかばやし ひとし》
東京医科大学 心臓血管外科 兼任教授

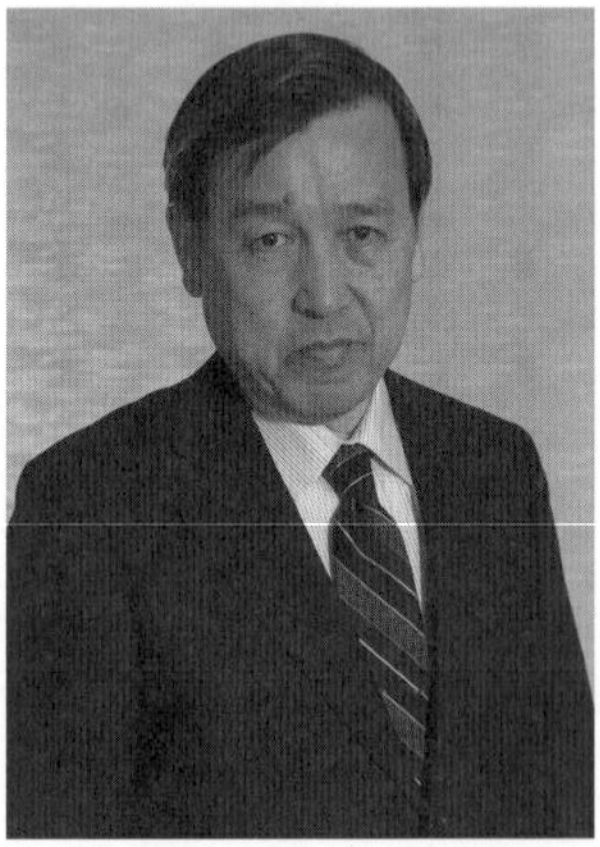

私は学生時代から循環器疾患に興味がありました。私が心臓血管外科医を目指した１９７０年代のはじめは、循環器内科は心音図、ベクトル心電図、Ｂモードの心エコー検査しかなかった時代で、ＣＡＧ〔心臓カテーテル検査〕はまだ一般的に行われていませんでした。そんな中、薬物治療と手術の両方を行えるという理由で心臓血管外科を選びました。まだ研修医制度もなくて、心臓血管外科は外科学講座の一部門でした。そのため、腹部外科の研修も受けられましたし、腹部外科の当科麻酔を経験することで、麻酔の研修も行えました。卒業２年目で心臓血管外科に移った時には、心臓血管外科も当科麻酔でしたので、その経験は極めて役立ちました。今ではしっかりした研修医制度も整っていますし、私の経験では一般外科の研修は必須と考えます。

心臓血管外科医としての心構え

外科医として大事なことは、手術をして患者さんの命を救うことです。だから手術が上手くなるように努力しました。手術上達の近道は、臨床解剖を勉強し熟知することです。臨床解剖を熟知していれば、手術に際して恐れることはなく、手術操作も速く行えます。臨床解剖を熟知していなければ、恐る恐る手術操作を行わざるをえず、結果として時間はかかるし、時として失敗をすることもあり、手術の上達も望めません。

心臓血管外科手術にある程度のリスクがあることは否めない事実ではありますが、手術が上手くいかなかった時に、予期せぬことが起こったということを理由にしてはならないと思います。何故ならば、予期できることを予期していなかっただけだからです。したがって、手術プランを考える際に二重、三重のプランを立てておくことが重要です。最初のプランがどうしても上手くいかなかった時に二つ目のプランを、二つ目のプランが上手くいかなかった時には三つ目のプランを実践して行くようにすれば、慌てることはなく手術が行えます。

京都大学高等研究院の松沢哲郎先生は、第48回日本心臓血管外科学会（２０１８年2月）の特別講演で「心の進化を探る――霊長類学の視点から」というタイトルで講演をされました。その中で、外科医の教育方法について実に示唆に富んだことを述べられています。

松沢先生は、長年にわたるチンパンジーの研究を通じて、チンパンジーの教育と学習をひとことで表現するなら「教えない教育、見習う学習」であると解説しています。これは、人間界における師匠と弟子の関係に似ているといいます。石器を使う大人のチンパンジーの様子を観察すると、子どもたちは近くでじっと見つめている。決して邪魔者扱いしない代わりに、決して教えない。子どもは自発的に真似をして学んでゆく。

心臓血管外科医の教育にも同じようなところがあると思います。先輩の手術を参考に、まず真似るところから始めて、ある程度慣れてきたら自分なりのアレンジを加え、自分なりの手術方法に変えていく。ここで一つ注意しなければならないのは、先輩に教えられたことは、必ずしも正しくない場合があるということです。教えられたことを実践してみて、どうしてもうまくいかないことや、これはこうしたら良いのではないかということは常に反芻していかなければならないと思います。

術者として独り立ちをした際に考えるべきこと

手術については、後悔しない術式を心がけています。たとえば、冠動脈バイパス術のＲＩＴＡ‐ＬＡＤ［左内胸動脈・左前下行枝吻合］は基本的には採用しない方針としています。胸骨正中切開をしなければならない時に、自分が再手術するならともかく、別の術者に手術を任せる時にリスクを背負わせることになるからです。基本的に、胸骨再正中切開をする時にアプローチのリスクを最小限にする方法を考えて手術をするようにしています。

循環器診療にもどんどんインターベンションが入ってきて、従来の心臓血管外科医の役割は急速に狭められることが予想されます。近年、ハートチームという言葉がよく聞かれるようになりました。私の若い時代にはそんな言葉はありませんでしたし、ＰＣＩ［冠動脈インターベンション］全盛期には、心臓血管外科医はいらないという循環器内科医も登場しました。現在は冠動脈疾患だけでなく弁膜症にも、ＴＡＶＩ［経カテーテル大動脈弁置換術］などインターベンションによる治療が登場しました。

低侵襲手術を代表するインターベンションは患者には良いことでありますが、新しい技術には合併症がつきものです。より重篤な患者に合併症が生じれば、予後が不良となることは自明の理です。今後の心臓血管外科医にとっては、このような合併症が生じた場合にその原因を明らかにし、その対策を講じていくことが重要な役目となります。

若い世代へのメッセージ

手術が上手くなりたいならば、若いうちに上手な術者の手術をたくさん見て、技を盗むようにしなければならないと思います。同時に、臨床解剖を勉強して手術を潤滑に進めるようにしなければいけません。受け身ではなく、進んで学び取ろうとする姿勢が重要です。

そういう意味では、２００ＣＬＵＢは一定の役目を果たせたのではないかと自負しています。

運命的に選んだ心臓外科
家族、出逢い、シーズン、バランス感覚、そして向上心

荻野《おぎの》 均《ひとし》
東京医科大学　心臓血管外科　主任教授

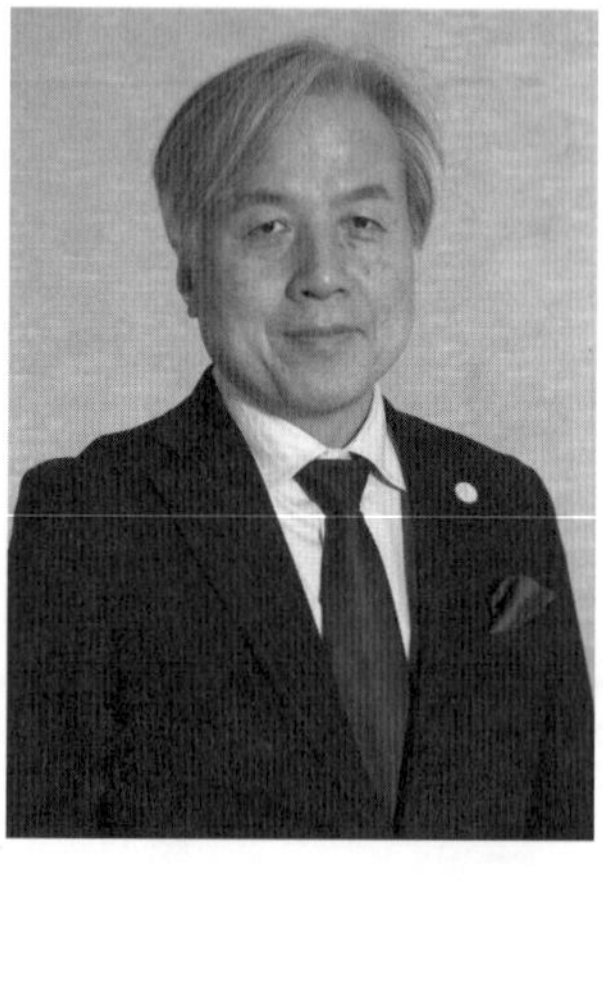

1982年の大学卒業と同時に、Be the best you can be（当時はこの言葉は当然知らなかった）の気持ちで心臓外科に飛び込んだ。当時の体育会系医学生の典型と思われる。「千日の勤学より一時の名匠」を地で行く36年間の経歴は、心臓外科の「キャリアパス」、あるいは人生や物事の「シーズン」から考えると自分でも興味深く、あえて記載する。

小さい頃から体育会系人間で、単に「やり甲斐のある、格好いい仕事」という理由で外科志望であった。大学6年の秋までは消化器外科への進路を決めていた（京都大学第一外科入局予定）が、卒業試験や国家試験の勉強を重ねるにつれ（小学5年時に、母親の週刊誌『女性自身』で読んだ「和田心臓移植」の記事が最初のきっかけであるが）、心臓外科への思いが募っていった（今の妻の気持ちをこちらに引きつけようという打算も若干あり）。ただ、当時の出身大学の心臓外科は様々な問題を抱えていたようで、先輩からは入局を勧められず研修施設の選択に

迷っていたところ、教授から県立尼崎病院の横田祥夫《よしお》先生（後に師事する京都大学の伴敏彦教授と、天理よろづ相談所病院の三木成仁先生の同期生）を紹介され、12月に同級生の一人（後に神戸大学第二外科に入局）と見学の機会を得た。いきなり忘年会にも参加し、宴会芸で「面接試験」をパスし就職を決めてしまった。

しかしその後、親のつてで、ロサンゼルスのケイ〔Jerome H. Kay〕教授の下で2年間、テキサスのドゥベイキー〔Michael DeBakey〕教授の下で3年間、クリニカルフェローとして臨床経験を積まれた、神戸中央市民病院胸部心臓血管外科医長の立道清先生からお誘いをいただいた。迷ったが、1981年、ポートピアへ家族旅行中の母の一言「こんな立派な病院で働けたらいいのにね」が決定打となり、採用試験も高い下駄のお蔭でパスでき、神戸にお世話になることになった（和歌山県立医科大学循環器内科・赤阪隆史教授とはその時からの親しい友人である）。

結果的に県立尼崎病院の横田先生のお誘いを断ったことは今でも心苦しく、「そうか、やっぱり、きれいな病院の方がええか」という横田先生の言葉は今でも耳に残っている（後日談であるが、空いたポジションに岡山から佐野俊二先生が着任され、その後の輝かしいご活躍の礎となったとのこと、自分で勝手に安堵している）。

基礎をつくった神戸時代～留学時代

このような経緯で始まった神戸中央市民病院での心臓外科医としての人生であるが、大変厳格な、故・吉栖《よしずみ》正之副院長の構想の下、開院間もない新病院は、新診療システムの中で、スタッフも若く、皆が大きな夢を抱き、MGH〔マサチューセッツ総合病院〕を目指す近未来的医療センターであった。庄村東洋部長（チームリーダーの手本、左開胸手術の師）、立道医長、故・吉川純一循環器内科部長（人生最初の医学論文指導者で、心エコーの師）、加藤浩子麻酔科部長（数少ない外科志望であったため、マンツーマンの麻酔指導を受けた。ただ、私の麻酔指導中に椎間板ヘルニアを発症され、その後のレジデント指導中の語り草となったようだ）など優れた指導者に巡り会い、胸部・心臓・血管外科手術を数多く経験することができた。

同時に、病院の地下実験室でのヤギや羊を用いた人工心臓・心移植の動物実験、スタンフォード大学や英国へアフィールド病院〔Harefield Hospital〕での見学体験など、現在の心臓血管外科医を形づくる上で大変貴重かつ刺激的な経験を積んだ。特に立道先生の指導はユニークで、「5年間で急成長・急上昇しなさい」の言葉の下に、アメリカのレジデント並みの育成方法で、まさに「鉄は熱いうちに打て」であった。月～金は毎日手術室で、担当患者は20人を超え、5年間、院内を走り回った。

このレジデントの基礎固めの時代にご指導いただいた神戸時代の諸先生方やメディカルスタッフの方々には、今も感謝の気持ちで一杯である。また、レジデント同期に恵まれたのも大きな収穫だ。その後、京都大学心臓血管外科の伴敏彦教授、岡本好史助教授のご指導を仰いだ。一番年下の、研修医のすぐ上の「シタッフ」であったため、小倉記念病院、倉敷中央病院帰りの錚々たるメンバーに囲まれ、臨床、研究と充実した4年間であった。岡林均先生の指導の下、「エキシマレーザー研究」で博士号を取得。これが、京都武田病院を経て、英国へアフィールド病院への留学とつながった。

ただ、振り返ってみれば、この辺りが最も迷いが多く、つらい時期でもあった。京大心臓血管外科教室の諸先輩や同期は大変優秀で、彼らと対等に渡り合っていけるのか、将来、心臓外科医として激しい人生を送っていけるのか、日々自問自答していた記憶がある。妻（まさに

「母子家庭」）も、親も望んでいなかったように思う。叔父から進路変更を勧める電話もあった。この不安を解き放ったものは、京都武田病院での山里有男部長の温かいご指導で、33歳の私に数多くの開心術の執刀の機会を与えていただいた（最初のＬＩＴＡ‐ＬＡＤ吻合で、「おっ、うまいやないか」（部長）、「ほぁい、幼稚園の時からやってますから」のやりとりがきっかけで、術者をゲット。実は、レーザー研究で岡林先生の指導の下、毎日のようにウサギやイヌの血管で冠動脈バイパスの練習を行っており、毎日がＯＪＴ、は裏話）。この動機付けが、人生の大きなターニングポイントでした。

その後の英国へアフィールド病院留学（当初はテキサス・ベイラー大学へ留学予定だったが、伴教授の勧めで変更）は順風満帆とは行かなかったが、ＧＭＣ［英国医学協議会］のライセンスを3か月で取得し（英語試験免除の荒技を使って）、サー・ヤクー［Magdi Yacoub］教授の下で臨床（心外手術＋移植）と研究（補助人工心臓、虚血性プレコンディショニング［虚血により心筋障害が軽減する現象］）に没頭できたことは大きな財産となった。米国のＤ・アダムズ［David H. Adams］先生、Ｔ・Ｍ・サント［Thoralf M. Sundt］先生、英国のＪ・ペッパー［John Pepper］先生、韓国のＰ・Ｙ・パク［P. Y. Park］先生らと知り合え、後のキャリアパスを考えると大変幸運であった。この留学中に、本会メンバーである大北裕先生が天理よろづ相談所病院から国立循環器病センターへ異動となり、その後任として天理への異動が決まった。運命的である。

岐路となった「天理」への道

天理では、三木成仁先生と上田裕一先生のご指導を仰いだ。幸いとは重なるもので、天理の先生方は皆、ヤクー教授の指導者であったドナルド・ロス［Donald Ross］先生の門下生で、システムの多くが英国式であり、病院全体が「前傾姿勢かつ協力的」で働きやすく、新生児から高齢者まで（ゆりかごから墓場まで?-）、多くの術者・指導者の経験を幅広く重ねることができた。何より、三木、上田、大北と続く、常に世界を意識した診療体制はこれまでに経験したものではなく、全国学会にとどまらず、国際学会での発表の機会を得ることができたのも今につながっている。さらに、上田先生の逆行性脳灌流が世界的に広く認められてきていた時期でもあり、東京大学の髙本眞一教授や浜松医科大学の数井輝久教授にご指導いただく機会を得たのも幸運であった。

ラッキーはさらに続き、42歳の折、再度、大北先生の後任として国立循環器病センターへの道が開けた。伴教授の同期であった菊池晴彦総長、奈良でご一緒させていただいた北村惣一郎副院長、京都大学米田正始教授などのご推薦をいただいたのも、これまでの「出逢い、人のつながり」があったからと感謝している。国循では、直属で安藤太三医長のご指導を仰ぎ、中島伸之先生以来の国循方式の大血管外科（大動脈＋肺動脈）を習得することができた。42歳でチーフとなったが、幸い、3日間で計5例（夜間緊急2例を含む）の弓部置換もこなせる体力があり、国循の充実した診療体制で症例数も倍増し、この「国循式大血管外科」で世界に飛び出せた。

この思いもしなかった大血管外科の道であるが、振り返れば、いくつかの偶然が重なっている。始まりは神戸の立道先生がドゥベイキー教授に師事しておられたことで、研修医の頃からドゥベイキーとクーリー［Denton Cooley］の話は山のように聞いて育った。また、京都大学時代は松田捷彦《かつひこ》助教授によるGRF glue［生体接着剤］導入時期であり、最初の大動脈解離の症例が武田病院で担当したA型解離手術であった。さらに、ヤクー教授が実は逆行性脳灌流の生みの親であり、英国ナショナルハート病院〔National Heart Hospital〕に留学された上田先生がヤクー・オリジナルを持続法に改良され、今日に至っている（「Continuous retrograde cerebral perfusion」〔逆行性持続脳灌流〕の名前がその経緯を物語っている）。

１９８０年代後半から９０年代前半は、世界全体がopen aortic surgery〔大動脈手術〕に注目し成績の向上に努めていた時期でもあり、１９８８年にニューヨークで第1回Aortic Symposium〔大動脈シンポジウム〕が開催され、その場で自らの成績を発表することができたことも大きい。また、ＣＴＥＰＨ〔慢性血栓塞栓性肺血圧症〕の外科治療に従事する数少ない心臓外科医で、この道の大家であるサン・ディエゴのジャミソン〔Stuart Jamieson〕先生とは、後期研修医1年目にスタンフォード大学での心臓移植の研修の機会を得た時からの関係である。当時、ジャミソン先生はライツ〔Bruce Reitz〕先生の後任としてスタンフォード大学の心・肺移植の主任であり、留学の相談をさせていただいたのを記憶している。

このように、この大血管外科の道に導いていただいたのは、立道先生、伴教授（共に天理出身）、三木先生、上田先生、大北先生であり、「天理」とは切っても切れない深い縁と述懐する（天理から千里へ、です）。天理教ではない母親が、入試合格祈願に天理にお参りしていたことは後で知った事実で、（二人の子供たちも大好きな）天理に感謝、である。

余談だが、京都大学心臓血管外科の同期生は5人。中でも、大阪赤十字病院副院長の中山正吾先生は良き友人であり、共に相談しながら切磋琢磨して心外科医として歩んできた。英国へアフィールド病院留学中、（経済的理由で）翌春には帰国の予定でいたところ、伴教授より天理へ赴任の連絡が入った。様々な思い、事情があってのことと察したが、京都武田病院への復帰を希望していた身には寝耳に水のような話で、妻の反対もあり、あまり芳しい返事をしなかった。今考えれば、自分の実力も顧みず、失礼千万である。実は、京都大学と天理とはそれまであまり交流もなく、それほど魅力的な話とは思えなかった。余りにも無知であった当時の自分を恥じるだけであるが、一旦お断りしてしまった（実は二度目）。その時に、天理行きを強く勧めてくれたのが、同期の中山先生であり、ヘアフィールド病院留学の前任者で、現高松赤十字病院副院長の西村和修《かずのぶ》先生であった。詳細は省くが、「自分の将来のため、そして京都大学心血外科のためにも行け」、という内容であったと記憶する。こちらとしては、そこまでの話なの？　という勘違いも甚だしい思いであったが、上田先生、大北先生のその後のご活躍を思えば、身に余る光栄であり、「人生の分岐点」であった。改めて、良い方向に導いていただいた伴教授をはじめとする諸先輩、友人に感謝する。そして、研修、博士号、留学などのキャリアパス上の「シーズン」、「岐路」という言葉が頭に思い浮かぶ。

「均」にちなみバランス感覚で

さて、２００ＣＬＵＢの話になるが、私は術者として年間２００以上のケースを担当したことがない。大北先生の推薦により大動脈手術部門のメンバーに入れていただいたが、ライブ手術もできず、他のメンバーのような「野武士のような外科医」のイメージからするとかなりかけ離れている。「手術は皆でするもの」の意識が根底にあり、若い頃から手術をさせていただき、少ない成功と多くの不成功・失敗から得た経験が今の支えであり、そのような立場でライブ手術の補助として参加させていただいた。根本は、実力不足、根性不足、そして経験不足である。

ここまで書いてきた経歴のように、40歳を過ぎた時点で運命的に「大血管外科」と遭遇し、その後、主に大血管外科に従事してきた。ただ、根底には、先天性疾患、冠動脈や弁膜症、そしてある時点（小学5年から）で最も目指そうとした「心臓移植」に、今からでも専従したいという思いがある。一つの専門を極めることは極めて重要であるが、「(良い意味で）大血管外科バカ」になるのではなく、ちょっと離れた場所から距離をおいて見ているのが、一番自分らしいと思う。好奇心旺盛で何にでも興味がわき、一つを極めることができない優柔不断なAB型人間にとって、それもありかと思っている。「バランス感覚」は、仕事においてもプライベートの生活においても常に大事にしている言葉だ。超一流ではないが、一流に（あるいはそれなりに）何でもしたい、できるようになりたい。名前の「均」にはそんな意味があるのかもしれません。

心臓外科医として、それなりのキャリアを達成するためには、まず、良い手術をできるだけ多く見てよく学べ、でしょう。画家と同様に、まず、模倣でしょう。(恩）師は多過ぎることはなく、できるだけ多くの施設で経験を積み、異なる手技、考え方を学ぶことも極めて重要です。来た球はなんでも打てるよう、最後には引き出しの多さがものをいう世界です。海外留学も有効な手段であり、ある程度の英語のマスターは必須です。また、心エコーを含めたCardiologyへの造詣、診断や周術期管理の十分な理解はチームリーダーにとって必須です。手術室では、術者がそのチームのリーダーであり、「operator」なのです。

運命から「天職」を発見する

最後に、少し個人的な話をさせてください。私は4人兄妹の2番目（5月5日生まれのやんちゃ坊主）ですが、生後まもなく亡くなった姉がいました。弱々しくも、大変きれいな顔をした赤ちゃんであったそうです。その経過から先天性心疾患であったと推測します。

昭和30年当時、一般開業医が対応できるものではなかったことは容易に想像できます。父親は、その時の医師の不十分、不親切な対応に不満を漏らし、その思いからなんとか私を医師にしようと思ったようです。母親からは「もし、生きていたら、あんたは生まれていない」と繰り返し聞かされましたが、要は、「その分まで立派に生きなさい、姉の死に関わりなさい」というメッセージでしょうか。その流れで自然と心臓外科を「天職」として選んだのかもしれません。亡くなった姉は、今の自分に何点をつけてくれるか、知る由もありませんが、死に直面している母親（２０１８年5月11日に他界）の病床で看病しながらこれを書いていると、節目節目で家族の支え・思い、メンター・指導者、先輩・友人との出逢い、その結果として生まれたであろう「天職」の意味に感じ入っています。

情緒的で、雑ぱく極まりない記述となり、皆さんに役に立つ話は何もなかったでしょう。これが私のようです。すみません。ただ、これからの皆さん、苦労してつかんだ、せっかくの医師、外科医としての人生です。（半端ない？）向上心と好奇心を持って、何かを支えに「てっぺん」を目指してください。そして、常に「何事にもシーズンがある」を忘れずに。

Be the best you can be!

２０１８年6月23日17：00 伊丹空港のラウンジにて

「良い手術」をするために必要なこと

角《かど》 秀秋《ひであき》
福岡市立こども病院　副院長

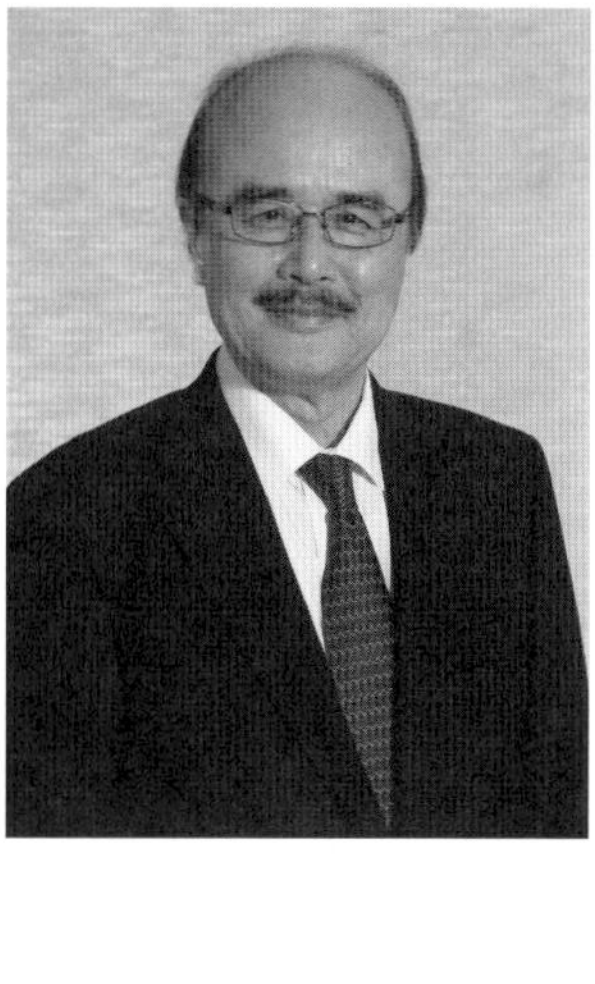

２００ＣＬＵＢの心臓外科ライブセミナーが、第16回大会をもって幕を閉じることになりました。私事ながら40数年間の外科医としてのキャリアにそろそろ幕を下ろそうかと考えていた時期でもあり、誠に感慨深いものがあります。私は第２回大会から２００ＣＬＵＢのメンバーに加えていただきましたが、目の前で進行する魅力的なライブ手術に大きな感銘と刺激を受けました。２００ＣＬＵＢは、いわゆる「手術の名手」と言われている外科医の集団であり、ライブ手術では様々な「上手い手術」が供覧されました。

上手い手術では、細かい持針器の動きが手に取るように見えます。そして、いとも容易く手術が進行しているように見えます。よく見えるということは安全で確実な手術にも繋がります。上手い手術を行えば良い結果が得られ、それは「良い手術」です。良い手術をするためにはどうしたらよいか考えてみました。

良い手術を行うためには、多角的な視野を持つことが重要です。正確な術前診断に基づく適切なプランニングのもと、術者は手術進行全体を俯瞰し、全てのスタッフと意思疎通を図り、手術をコントロールする必要があります。そして良好な術野のもと、全ての手順を着実に遂行することで、スタッフ全員が手術の進行具合をよく理解し、手術が停滞することなく安全に行われることになります。多角的な視野を持った外科医によりコントロールされた手術は、スタッフ全員が幸せな気分になる良い手術です。

よく知られていることですが、ビジネスを成功に導くには、鳥、虫、魚の3つの目が必要だと言われています。これを手術に置き換えてみてもよく当てはまります。

「鳥の目」は、全体を俯瞰して状況を把握するマクロの目です。良い手術を成し遂げるためには、手術の目的、疾患固有の問題点、患者の全身状態を手術に関わる全ての職種と共有するとともに、術者は「鳥の目」で周術期および手術全体を把握する必要があります。

たとえば新生児開心術においては、患者の体が小さいこと、呼吸循環機能の予備力が小さいこと、体外循環に伴う生体侵襲が大きいことなど特有の問題があり、手術の難易度が高くなります。手術に関する全ての事柄を俯瞰する「鳥の目」を持つことで、安全な手術の進行と良好な術後経過が得られることになります。

「虫の目」は、複眼で個別の課題を処理するミクロの目です。開心術には開胸、体外循環導入、心大血管再建と修復操作、体外循環離脱、閉胸といった段階があります。それぞれの段階には幾つかの手順があり、さらにその手順は細分化された手技により構成されています。どんなに難易度が高い手術でも、細分化された多くの手技の集合である意識を持つことにより無駄な手術操作がなくなり、手術は一手技ごとに着実に進行し、美しい流れを持つ良い手術となります。

また、小児心臓手術では再建手術あるいは修復手術が多く、良好な術後血行動態や成長を考慮した手術の工夫が要求されます。大血管再建手術後の良好な血行動態は、立体的に再建した血管内に乱流がないこと（フォンタン手術における心外導管法など）、血行動態的に心負荷が少ないこと（ノーウッド手術における右室―肺動脈導管法など）によってもたらされます。これら術式の工夫には、常識にとらわれない発想と理想的な血流動態を得るための立体構築力が要求されます。このように、様々な課題に対して、細部にこだわり創意工夫する「虫の目」も外科医にとって重要な視点と考えられます。

「魚の目」は、手術の流れの変化をつかむトレンドの目です。手術にはトレンドがあり、変化していくことが常です。計画された術式が順調に完遂された場合でも、時として期待された術後血行動態が得られないことがあります。あるいは急激な循環動態の破綻に遭遇することがあります。呼吸循環動態の変化を客観的かつ迅速に評価し、今後どう推移していくのか予測し、適切な対応策を適切な時期にとれるかどうかで、手術の成否が決まります。患者の全身状態がどう変化しているのか見極めるため、また変化の兆しを見逃さないためにも「魚の目」という「動き」を捉える視点が欠かせません。

良い手術を行うためには、外科医は3つの目、すなわち「鳥の目」「虫の目」「魚の目」をバランスよく駆使し、多角的な視点で手術の質を高めていく必要があると思います。

手術の現場でじかに学ぶ

小宮達彦《こみや たつひこ》
倉敷中央病院　心臓血管外科主任部長

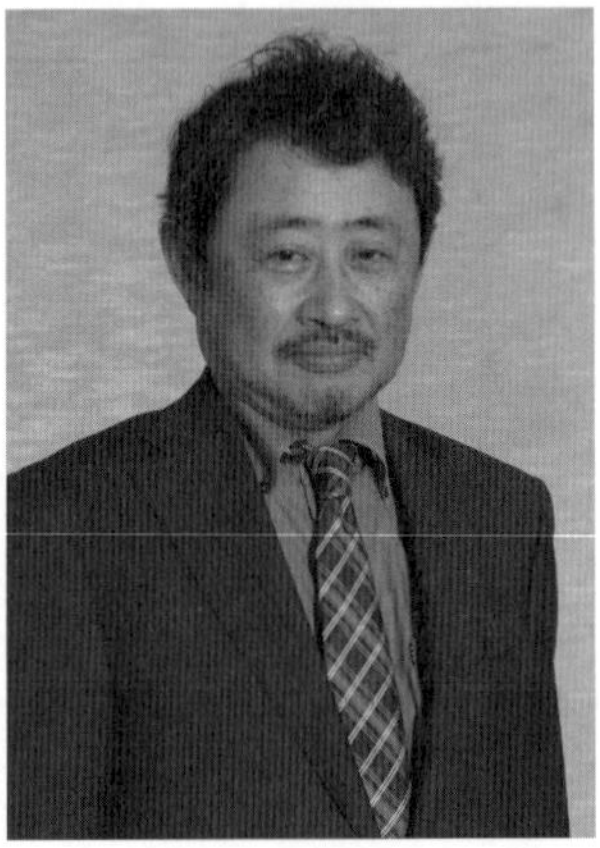

２００ＣＬＵＢには２００７年の第６回から正式参加し、第７回（２００８年　ＡＶＲ＋上行置換）、第11回（２０１２年　オフポンプ冠動脈バイパス術）、第14回（２０１５年　大動脈弁形成）、第16回（２０１７年　自己弁温存大動脈基部置換）の４回のライブをさせていただいた。すでにエスタブリッシュされた高名な先生方の仲間に加えていただきうれしかったと同時に、恐ろしいところに入ってしまったという怖さもあった。

私自身のキャリア

私自身の心臓外科キャリアについて少し語らせていただきたい。若いときは、緊急手術が執刀チャンスを得る重要な機会であった。緊急手術といえば急性大動脈解離である。最初のころはどのように吻合したら出血が少なくできるかをよく考えていた。最初の10例は先輩医から教えられた内挿法（テレスコープ法）を用いていた。３時間で手術を終えることもあったが、出血で苦慮することもあった。14例目からGRF glueを導入して単純連続縫合にチェンジした。18例目までは３〜４時間で手術が完了していたが、19〜20例目では出血で難渋した。20例目から30例目までは全周結節にしたり、連続縫合＋結節縫合にしたり、試行錯誤の時代であったが、この過程で現在の標準手技であるturn up法（図）が確立した。今から20年前の話である。私が現在の病院の主任部長になって間もないころのことであった。連続30例中の死亡は２例であり、当時の日本の中では悪くない成績が出せたと思う。

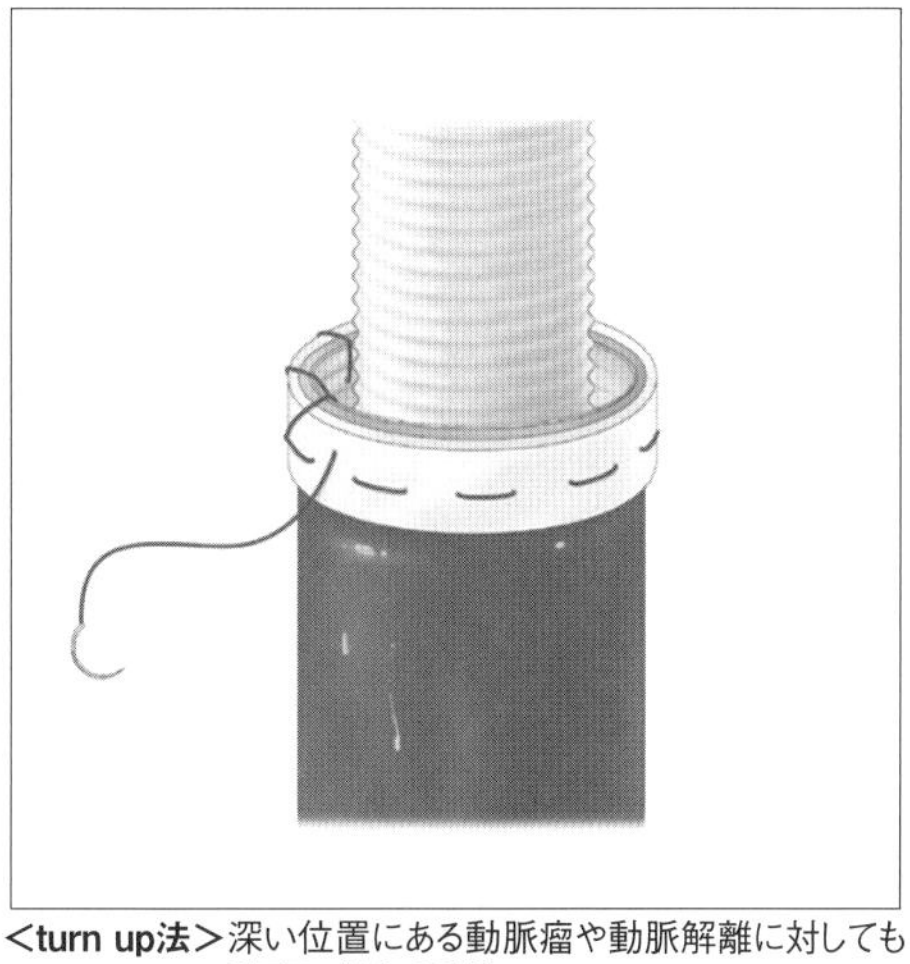

<turn up法>深い位置にある動脈瘤や動脈解離に対しても確実に行える手法。

冠動脈バイパス術の最初の執刀ケースも緊急手術であった。左主幹部閉塞の急性心筋梗塞で、大伏在静脈２本でバイパスし、ＬＯＳ〔低心拍出量症候群〕のため開胸のままＩＣＵ帰室となったが、回復させ無事に退院できた。その患者さんはそれから15年後にＳＶＧ〔大伏在静脈〕にＰＣＩ〔冠動脈インターベンション〕をされているが、23年間、胸痛再発なく生存された。１９９８年にはオフポンプ冠動脈バイパス術（ＯＰＣＡＢ）を開始した。

当院では、李登輝のＰＣＩを行い有名になった光藤《みつどう》和明先生という巨匠が腕をふるっておられたので、ＰＣＩとの競争は激しく、バイパスが閉塞するようなことは許されざる環境であった。しかし、手術侵襲が原因と考えられる死亡症例があり、人工心肺を使用せず冠動脈バイパスを行えないかという、強い思いがあった。

「オクトパス」というスタビライザー［心拍動を部分的に抑え、吻合部位を固定する機器］が開発されたと聞いて、いち早くアメリカに行って使い方を学んでくると、１９９８年から本格的にＯＰＣＡＢを行うようになった。この技術は日本では主流となり、心臓外科医の世代交代を促した。私自身の冠動脈バイパス術の経験は２５０例のときである。

さらにＰＣＩとの激烈な競合の中で、グラフト［バイパス用血管］の長期開存性が非常に重要であると考えていた。当院では術後の造影に少しでも疑念があると、内科医はしつこく遠隔期に冠動脈造影を行っていた。遠隔期に閉塞したグラフトはどこが悪かったのかを研究した結果、composite グラフト［２本のグラフトを繋ぎ合わせること］の使用をなるべく避けて（当時 Aorta non - touch 法［上行大動脈に直接触れない手術］が流行っていた）、上行大動脈の性状がよければ部分遮断鉗子をかけてＡＣ［大動脈―冠動脈］バイパスをする方針とした。その後は橈骨《とうこつ》動脈から両側内胸動脈という変化はあったものの、ＡＣバイパスを重視する方針は変わっていない。

１９９５年には、短期間であるがクリーブランドクリニックのコスグローブ［Toby Cosgrove］先生のところに冠動脈バイパス術を勉強しに出かけた。当時、ＢＩＴＡ［両側内胸動脈］やＧＥＡ［右胃大網動脈］の論文がクリニックから発表されていたので本場を見てみようと思ったのであるが、クリーブランドの冠動脈バイパス術はほとんどＬＩＴＡとＳＶＧであった。しかし、毎日のように僧帽弁形成術があったので、コスグローブ先生のすぐ後ろで清潔ガウンをきて見学させていただいた。私の留学していたフランスでは僧帽弁形成術のカルパンティエ先生が有名であったが、実は留学先の病院ではほとんど形成はしていなかったので、このアメリカ研修が自分にとって最初のスタートであった。

その後、２０００年にクリーブランドクリニックを再訪したときには、二尖弁の大動脈弁形成術を見ることができ、翌年に、私自身の第一例目となる二尖弁の形成を行った。たまたまの成功であったかもしれないが、弁逆流は完全に制御でき、術後15年経過しているが、AS［大動脈弁狭窄症］もAR［大動脈弁閉鎖不全症］もなく投薬も不要である。

川副先生は以前より心臓弁形成で日本をリードしており、当時は直接お話しすることもできないような雲の上の存在であったが、200CLUBのメンバーに入らせていただき、自分の弁形成のレベルを向上させることができたと思う。その後、少しずつ大動脈弁形成を手がけてきて、現在までに200例を超える経験ができた。

ライブ手術の利点

ライブ手術については賛否両論ある。解説のために途中で手術が止まったり、術者が観客を意識したりして、患者に不利益にならないのかという批判はもっともである。私自身はライブ手術でいろいろなことを学ばせていただき、ライブ肯定者である。手術ビデオでもいろいろな勉強ができる。手術見学でもよい。ライブの利点は、複数の手術が1日あるいは2日で見られることである。また、いろいろな識者の見解が聞けることである。ビデオ編集と違って術中にマイナートラブルが生ずることもあるが、そこをどのように切り抜けるのかも、大変勉強になる。

優れた術者といえども、若いときは経験も少なくさまざまな失敗をしているはずである。患者にとってみれば、経験の多い優れた術者に手術をしてもらいたいと思うのは当然である。一方、若い術者にとってはたくさんの経験を積んで、早く手術がうまくなりたいと思うのが自然である。若い外科医を育てることは、不幸な患者を作らないために非常に重要な点であるが、教育システムは日本ではほとんど確立されていない状況である。まがりなりにも専門医制度ができているが、心臓外科専門医＝手術ができる、と思っている心臓外科医はだれもいない。専門医制度すらなかった時代は、高名な心臓外科医に弟子入りしたり、一流海外施設に留学したり、ひたすら自己研鑽するなど、自主努力をするしかなかった。現在でも状況はそれほど変わっていないような気もするが、昔と比べればさまざまな教育ツールがあり、ユーチューブで手術ビデオも見られるし、ウエットラボ［動物の器官を用いた手術・手技の練習］で学ぶ機会も多くなり、バーチャルで手術体験もできるようになってきた。

なんといっても、最大の教育機会は実際の手術である。私は30代前半にフランス留学をしたが、朝から晩まで手術三昧の毎日であった。同じような手術であっても、いろいろな発見があり、トラブルシューティングを学ぶこともできる。日本ではこのような経験はなかなかできない。若い医師にはできるだけたくさん手術室に入って学ぶように口酸っぱく言っているが、雑用に追われているのか、なかなか入ってこない。学会で話を聞いているだけではだめで、手術の現場でじかに学ぶことが重要だ。同じ情景を繰り返し見ること、数々のトラブルをどのように切り抜けたかをたくさん見ること。手術中も脳神経をしっかり活性化して、神経回路を太くしていくことにより、問題解決までの時間を最短にすることができる。

執刀医のポストは多くないのが日本の現状である。年間１００例の施設で、専門医が３名いると、３名で分け合うことになり、一人当たりの手術は多くない。そのような環境でも、助手でもよいからすべての手術に参加すれば年間１００例の経験が得られる。さらに足りない経験を補う手段として、ライブ手術は有用な学習方法である。多くの手術に能動的に参加することで、脳神経回路を充実させることが肝要だ。手術前のシミュレーショントレーニングも有効であろう。

繰り返すトレーニングでスキルを自分のものにして、センサーを最大限に活用し、より高い次元のスキルに昇華させる努力を継続すること。近道はない。

若き心臓外科医への手紙

坂田隆造　さかた りゅうぞう
神戸市立医療センター中央市民病院　院長

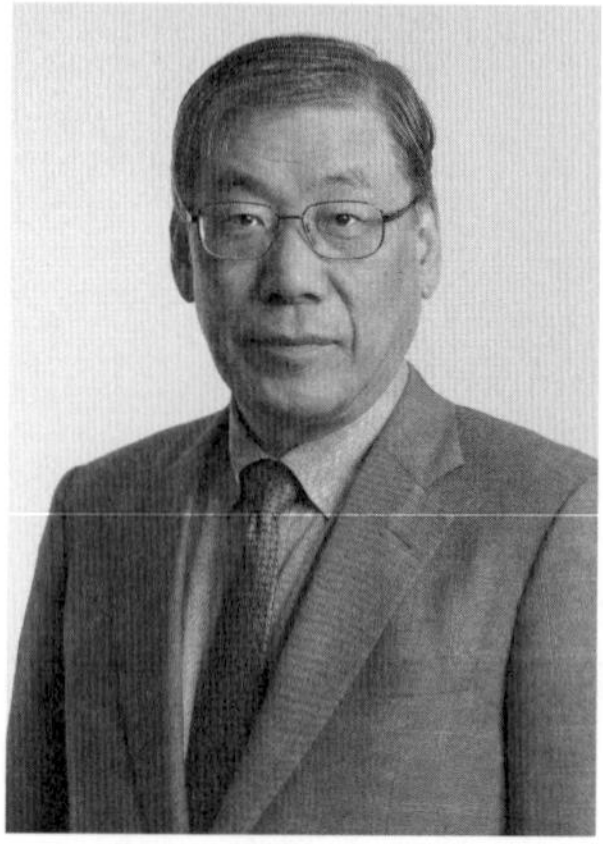

２００１年に開始した心臓血管外科セミナー「２００ＣＬＵＢ」が終焉の時を迎えた。岩手医科大学心臓血管外科教授であった川副浩平先生の音頭取りで始まった、クローズドの心臓血管外科手術手技研究会である。当初は無削除・無修正のビデオで、のちにライブで、お互いの手術を供覧しながら診断、手術適応から戦略、手技の細部、結果の評価まで談論風発の楽しい勉強会であった。楽しさの核心は、心臓血管外科医としての自らの能力をただひたすら高めたいというメンバー各々の熱い情熱であった、と思う。そこには、パフォーマンスを披露して悦に入るような浅薄なムードは一切なかった。楽しいながらも一種張りつめた雰囲気が漲《みなぎ》っていたのは、メンバー全員が日々の診療で術者として患者の命を預かることの厳粛を心底了解し、責任を引き受ける性根が据っていたからではないかと思う。学んだことは計り知れない。

そのセミナーが閉会となった。いくつかの理由はあるのだろうが、やはりメンバーの高齢化が最大の理由だろう。手術の機会も減少し、手術を続けられる時間も日一日と削られていく。なかには私のように手術現場から離れてしまったものもいる。外科医の職人技は伸び代《しろ》あればこそ磨く価値もあれ、であって下降の年代に立ち至ったものが職人技にこだわり続けるのは未練というものであろう。

セミナーを閉じるに当たり、記念として小冊子を作成することになったそうである。メンバー全員の寄せ書きであり、内容は思い出でも、心臓血管外科の現状・将来についてでも、後進に託す思いでも、何でもよいということであった。いかにも「200CLUB」らしい。

十数年前にある雑誌社から、若手の心臓血管外科医へのメッセージのような一文の依頼があった。現役の外科医が他者へ何か伝えるとしたら、それは文章ではなく手術ないし手術成績そのものであろうと固辞したが、数度の依頼に根負けして提出したのが「若き心臓外科医への手紙」である。心進まぬままに書いた一文ではあるが、そこに記した思いは今も変わることはない。「200CLUB」の閉会にあたって、その思いを再度伝えたいと思う。

「若き心臓外科医への手紙」

私の田舎は兵庫県・但馬生野《たじまいくの》の近くで、そこに南八郎神社がある。神社と言っても小さな祠《ほこら》があるだけで普段は誰も住んでいない。村はずれの草深い山裾を切り削ぐように高さ5～6mほどの石垣が連なり、その上の広場に祠はひっそりとあった。石垣を背もたれにするかのようにこれまた高さ6～7m程の巨岩が一つ横たわり、巨岩の上はひと数人が立てるほどの広さがあった。楠《くすのき》に天空を遮られたそこは、眼下はるかに円山川のせせらぎを見下ろし、夏休みの午後を蝉の声のシャワーを浴びながら遊び仲間と過ごすのに最適の隠れ場であった。

1863年、幕末の勤皇家、平野国臣が公卿の沢宣嘉《さわのぶよし》を総帥とし但馬の郷士や豪農と共に、倒幕の武装蜂起を企てた。大和の天誅《てんちゅう》組に呼応した倒幕運動で農兵二千とともに生野代官所を占拠した、世に謂う「生野の変」である。蜂起軍の軍事的指導者は、長州奇兵隊出身の弱冠18歳の青年、南八郎であった。しかし、計画の段階では憂国の情と武装蜂起の意義を熱く論じた多くの仲間は、事に及んで翻意し逃走したり様子見を決め込んだ。それでも生野代官所を占拠し意気盛んな蜂起軍であったが、大坂より幕軍が大挙押し寄せるとの報に接して脱落者が続出し、劣勢を背に山中を潰走《かいそう》した南八郎以下数名は妙見山麓の巨岩の陰に忍び到り、もはやこれまでと岩上で切腹して果てたのであった。武装蜂起はここに鎮圧され、主謀者の平野国臣は捕らえられ翌年京都で処刑された。

南八郎神社の巨岩の傍らに苔むした石柱があり、切腹して果てた南八郎の辞世が刻まれていた。少年の私に苔むした刻字を読解することは容易ではなかったが、親に教えてもらった辞世は確かに刻まれてあった。巨岩に登る度にこの石柱を見上げ、蝉時雨《せみしぐれ》の夏の日の午後、陽光にきらめく円山川のせせらぎを茫《ぼう》として眺めて過ごすうちに、弱冠18歳で割腹して果てた南八郎の血を吐く裂帛《れっぱく》の辞世は石柱よりもなお深く私の心に刻まれたようであった。

議論より実を行へなまけ武士国の大事を余所に見る馬鹿

私は大学卒業直前に心臓外科の道に進むことを決断した。理由の一つは一人前になるのに時間がかかるということであった。一人前になるのに時間がかかるということは、さし当たって当分の間目標があるということであり、目標がある限り閑居して不善を為すことはあるまいと考えたからである。第二に、しかし一人前になれば自らの手術によって人は劇的に病を克服できるからである。この行為は少なくとも善く生きるということに反することではあるまい。以来、私は手術ができる一人前の心臓外科医になることを唯一の目標に生きてきた。この目標以外のことはどうでもよい小事であった。この道を進むのに何の迷いも疑念もなく、それは無碍《むげ》の一道《いちどう》であり、turning point なるものは何もなかった。

とはいえ、私は決して苦行僧でも求道者でもなかった。適度に遊び酒を飲み、仕事の大部分は大抵楽しく、時々辛い日々があった平凡な日常であった。恐らくそれは、医師として人間として非常に優れた指導者や、同じ志を持つ陽気な仲間に恵まれていたからであろう。とりわけ直接御指導いただいた恩師には、心臓外科医の在るべき姿を、日常業務の会話や後ろ姿、あるいは酒席の雑談の中で指し示していただいた。恩師達との出会いによって、私が思い描いている一人前の心臓外科医の姿が如何に甘かったかを思い知らされた。多くの恩師の中でここでは取りあえずフランス留学中に御指導いただいた二人の先生を紹介することにしよう。

私は大学卒業後、2年間の消化器外科のトレーニングを終え、3年目の初頭より小倉記念病院（北九州市）の心臓血管外科に医員として赴任した。心臓血管外科の医師として第一歩を踏み出したわけである。病院の中では、この時から私は既に心臓外科医であり、患者・家族も心臓外科医の私に接した。ある科に身を置くとその時から何々科医となってしまう状況は今もさして変わっていない。日本に心臓に触れたこともない心臓外科医が多く存在する所以である。私はこのような日本の状況の中で、何の疑いもなく自己意識を形成し、32歳の時にフランスへ行った。

マルセイユで指導を受けたのはベックス［Jean-Pierre Bex］先生であるが、パリのラエンネック［Laennec］病院で chef de clinique を務めた後にマルセイユの病院の心臓外科部長として赴任していた人物であった。親しくなってからのある酒席で将来の夢はと聞かれて、心臓外科医と自覚している私は手術のできる心臓外科医になることが夢でそれ以外にない、と答えた。ベックス先生は初めキョトンとして意味を解さず、何度か質問を重ねた。それは日本の心臓外科医がどのようなトレーニングを経て誕生するのかについての質問であり、この間の質疑応答の末に、私にもようやく彼がなぜ私の発言を理解できなかったかを理解した。簡潔にいえば、フランスと日本のトレーニングシステムの差、あるいは有無の差であり、日本では心臓外科に属した時から全員が心臓外科医であるのに対して、フランスでは最低8年のトレーニングを経て、その中から手術ができる者だけが心臓外科医となるのである。ベックス先生はようやく彼我の違いを理解して大きく頷き、しかし、と言葉を続けた。「リューゾー、本来心臓の手術ができる外科医を心臓外科医というんだよ。だから心臓外科医はだれもが手術ができるのだ。一流の心臓外科医と言われるにはその上に、この分野なら或いはこの手術ならお前だ、と言われるものを築かなければならない。You have to show your flag!」

即ち私はこの時点で未だ心臓外科医でなかったのである。心臓外科医を目指してのトレーニング中の何者かであったのである。まず私は心臓外科医になるべく、努力をしなければならない。心臓外科医になることは手術ができるということと同義なのである。手術のできる医者になるのが私の当初の目標であったが、しかしそれは当たり前のことなのであった。当たり前のことを最終の目標とする訳にはいくまい。私は自分の不明と狭量を恥じた。

次いで私はパリに移り、ルコント［Yves Lecompte］先生に御指導いただいた。大血管転位症に対するルコント手術の考案者である。彼はデカルト的明晰の人であった。彼の風貌と言動に胡散臭い肥満と装飾はなかった。心身共にあいまいな無駄を削ぎ落とした様であった。そうして彼は世俗の些事で他人と争うことを好まず身を引くような人物であった。ご夫人を愛し、お子達に優しかった。

ルコント先生は私に、ルコント手術の100余例を論文に書くように薦められた。しかも筆頭者として纏めるようにとのことであった。私は驚いた。ルコント手術の第一・二報のあとの、最初の原著論文となるはずで、いわば彼のライフワークであった。それを日本から来た心臓外科医前の私に、自分の名で論文発表をしろと言うのである。彼はごくさりげなく言い渡し、にっこり笑って私の肩をたたき「さあ、日本に帰る前に仕上げよう」と付け加えたのみであった。

私は100余例のカルテを文字通り解読すべく、辞書を片手に、手術の暇を見つけてはラエンネック病院の地下のカルテ室に籠もった。当時のカルテはまだ手書きの書類や所見書が多く、それらが各種検査データとごっちゃに綴じられてあり、論文のために必要かどうかを選別するのにすべてのページを読解しなければならなかった。最初は日曜日の終日かけてやっと一冊といった難事業であった。しかしこのおかげで、読み始めて5～6冊目のカルテの中に、ルコント先生が患児を紹介してくれた小児科医に当てた返書を見つけた。

乱筆の返書を辞書を引き引き読み進めるうちに、私は背筋が寒くなるような戦慄を覚えた。それは手術後に亡くなった患児に関する返書で、その中で彼はまず結果について詫び、手術時の所見、施行手術、経過、そして剖検による検証を詳述した後で、今回の結果は自分の手技の未熟さによるものであり、手術法そのものに問題があるとは考えられない、と結論づけていた。そして最後に、一際大きな力強い筆致で、「とにかく今は続けることが必要だ」――Il faut continuer――と記して筆を置いていた。

このルコント手術を始める前、彼は小児病院の病理室に保管してある大血管転位症の剖検心をいくつも検証し、この手術が可能かどうかをとことん試みている。その結果を踏まえての臨床導入であり、最初の数例は目論み通りの素晴らしい結果であった。それにしても、自ら考案した術式で患児一人が死亡したのである。それでもなお自らの方法に問題はないと確信し、今は続けねばならぬと記した修羅の心象風景に私は立ちすくんだ。このまま心臓外科医の道を進んでよいのかどうか、進むとしたらよほど腹をくくらねばならぬ、途中で投げ出す訳にはいかぬ、私はこの厳しさに耐えられるのか……。

心臓外科医としての来し方を振り返り、自身の旗をうち立てられたかどうかは私にはわからない。しかしそれは私の能力によるところであって、いずれにせよ努力が足りなかったとは思わない。途中何度か、手術がうまくいかなかった後に悩んでやめたくなったり、仕事の重圧が続き逃げ出したくなった時もあったが、その都度ルコント先生のことを思い出し、落ち込む心を自ら励まし「とにかく今は続けよう」と声に出して呟いた。

心臓外科は経験の学習効果が顕著な分野である。今まで約５０００例の開心術を執刀してきたが、振り返れば今もう一度手術をさせてもらえれば助けられると思う命は多い。だからこそ、心臓外科を選ぶに臨んでは腹をくくらねばならない。尊い命を預かり、その診療行為の積み重ねが能力の向上に必須であるなら、苦しい思いも苦い経験も全て我が身に引き受けてなおかつ失われた命の冥福を祈りつつ、歩み続けねばならない。弔鐘は故人に対してのみならず我が身を戒めるためにも打ち鳴らし続けねばならない。我々は続けなければならないのである。

私の手紙が若き心臓外科医のキャリアデザインにどのように役立つのか甚だ心もとない。履歴書を賑々しく装飾するためには恐らく何の足しにもならないだろう。しかし、報奨の数と量を計算するより前に、我々にはなすべき事がある。なすべき事を成就するには乗り越えなければならない障碍がある。そして障碍を乗り越えられるか否かは、能力の多寡よりも続ける努力の有無にかかっているのである。

＊季刊『Cardiovascular Med-Surg』Vol.8 No.3（2006年8月発行・メディカルレビュー社）より転載。一部加筆

医師は天職？・

坂本喜三郎《さかもと きさぶろう》
静岡県立こども病院　院長

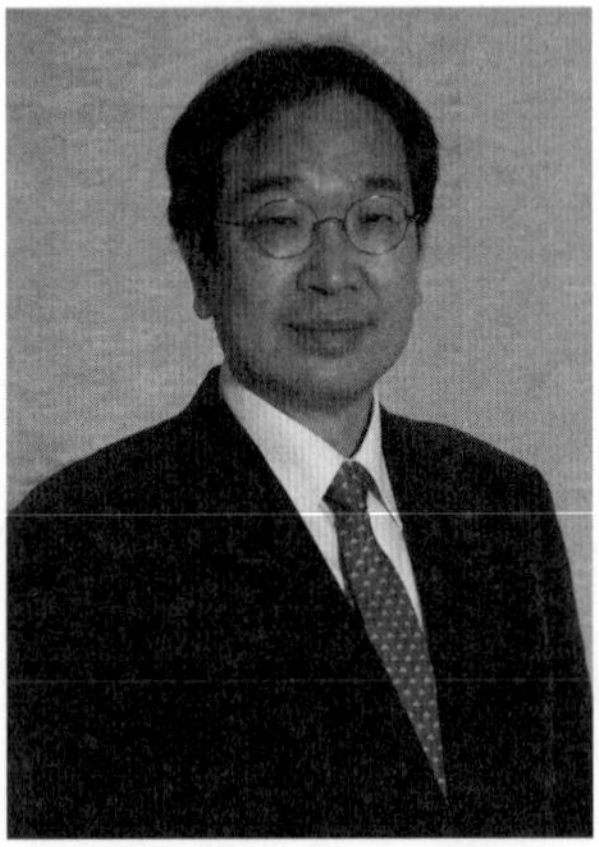

いままで「医師は天職」という言葉を意識したことはなかった。
仕事を始めた早い段階から「この仕事は私の天職！」と言える人もいるようだが、私は……選んだ仕事に専心し、人生という限られた時間の多くを割いて（犠牲にしてといっても良いかもしれない）人に貢献できるようになった自分への褒美の言葉として使いたいと思っている。
私はまだ「医師は天職」と自然に言える立場ではないが、２００ＣＬＵＢの解散にあたって記すこの文章が次世代心臓外科医へのメッセージになるなら幸いである。

外科医としてのはじめの一歩

大学での研修医時代は、冗談抜きで「知らないことをゼロから覚える」期間だった。一週間の半分以上を泊まり込み、ベッドサイドで糸結びをしながら術後管理の本と心臓外科手術書を読む毎日。夜の術後管理が主担当で、昼間のカンファレンスでは部屋が暗くなると意識が失せるが、夜に入ると元気になる。現在なら不適切な修練と言われるかもしれないが、私たちの年代はそうして育った。

研修医一年目のとき、指導医だった岡林均先生から「自分の手の一部だと思えるように、常に持っていろ」と短いヘガール型持針器をいただいた。針を把持する部分が磨耗して廃棄処分になったものであったが、常にポケットに入れ、右手が空いている時はこの持針器を開閉する生活を続けた。何時からか持針器を持っている方が落ち着くようになり、持針器の先端で触ると手で直接触っているかのように感じられるようになった。心臓外科医に必要な技量面の土台を指導していただいたと有難く思っている。

小児心臓外科医としての基礎固め

こども病院に移ってからは、長く横田通夫先生にご指導いただいた。「膨大な文献・資料に基づいた緻密なオーダーメード術前検討と治療戦略」と「命を預かる医師としての夜昼・休日の区別のない診療姿勢」を目の当たりにし、自分の未熟さを実感。どうにかせねばとの一心でいくつかの目標を立てた。

1　3か月に1冊のペースでテキスト（解剖と発生を含む）を読む

2　担当症例の術前検討会では論文情報を盛り込んで提示する

3　布団に入ってから翌日手術の simulation をする

ここでは simulation について追記する。「自分が執刀する」と意識して臨むと、simulation ではあっても皮膚切開、胸骨切開とそれぞれのステップで周辺の血管、神経を中心とした構造物との位置関係など様々なことが本当に心配になる。迷いが生じると布団から起き出し、「解剖書や教科書」で確認、寝床に戻って simulation 再開……途中で沈没の毎日。また、送・脱血管のタバコ縫合での「選択すべき糸・針、運針の深さと間隔」など、本で解決がつかない臨床技術については、翌日先輩医師（ときに横田先生）に教えを乞うて、自分なりに手術イメージを確立する努力をした。

simulation を続けてきてよかったと実感したのは、初めてセニング手術［Senning procedure 心房内血流転換手術。空間把握が最も難しい手術のひとつ］の前立ちをさせていただいた時だった。横田先生から「この手術は先生にとって何例目ですか？　よく理解していますね」とお褒めの言葉をいただけたのである。その後は、初めての手術なら「何例目？」、2例目以降なら「慣れているな」と指導者に思ってもらえる準備をするのが目標になった。この積み重ねが早めの執刀機会を得ることに繋がった（33～34歳の時、週1回以上）と私は信じている。

手術前夜の simulation は今でも私のルーチンである。

執刀医、そして200CLUBメンバーになって

フランスから帰国した翌年1998年から、こども病院の中心執刀医になった。そこから数

年間は、治療困難と言われていたこども達を救うために専心した。この頃の「昼夜を分かたない、知識集積と手術中心の日々」が、片肺動脈低形成症例に対する新しい術式Intra-Pulmonary-Artery Septation、肺動脈縮窄に対する肺動脈形成術や無脾症候群に対する治療などを報告できる土台になった（P.153　論文参照）。

そして中心執刀医になって5年後の2003年に200CLUBに入れていただいた。初めて200CLUBのライブ手術を担当したのは2005年で44歳の時。部分肺静脈還流異常を伴う心房中隔欠損症という比較的単純な疾患で、普段の手術では通り過ぎていくようになり始めていた手術工程を、改めてチェックする時間を持たせてもらった。

「執刀医の術中判断とその対応」、そして「手術直後の執刀医との生討論」がもたらしてくれる真の手術情報の共有による参加者のレベル向上がライブ手術の大義である。しかし、自らライブを担当してからは「ライブ手術は、執刀する外科医自身が最も成長させてもらえる」と実感した。200CLUBのメンバーにしていただき、より成長できる機会を与えていただいたことに心の底から感謝している。

最後に……点を繋げて、生命の線を引く

研修医の時、自分が医師としてやっていくために「まずは自分の知識と技術という〝点〟を描く」ことに奮闘した。中堅時代には一人前の心臓外科医になるために、それらの点を繋げて自分の手術で生命の線を引くことに専心した。執刀医となってからは、治療を受けていただく患者のために、ハート・チームのメンバーを繋げてさらに太い線を引けるチームを育てること

に邁進した。

２００ＣＬＵＢに入ってからは、ライブ手術を通して多くの仲間・参加者各々が、より良い生命の線を引くための一助となる手術を提供できるように努力してきたつもりである。終わりは始まりという。２００ＣＬＵＢは終わる。しかしそれは、２００ＣＬＵＢが育ててきた〝点〟がそれぞれで羽ばたき、未来により大きな貢献をするための始まりであると私は信じて疑わない。最後に、感謝の気持ちを改めて文字にすることでこの文を締めさせていただく。

２００ＣＬＵＢ、本当に有り難うございました。

夢を追って

佐野俊二《さのしゅんじ》
カリフォルニア大学サンフランシスコ校　小児心臓胸部外科　教授

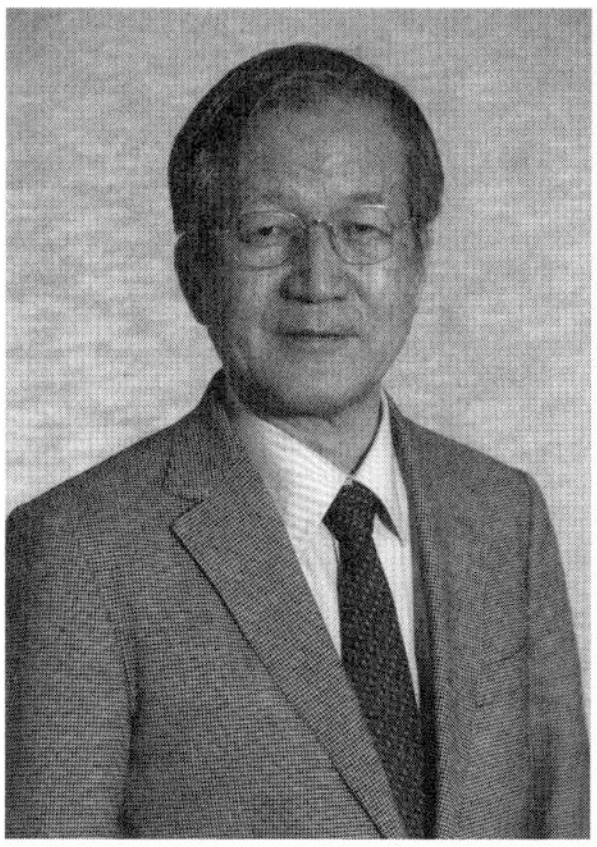

自身の複雑骨折から

幼い頃から病弱で頻繁に病院通いをしていたが、小学4年の時に運動会中に左肘関節の複雑骨折をし、田舎の町立病院で緊急手術をした。終わると外科医の副院長から、手術は上手くいかなかった、手が動かなくなるかもしれないと言われ、親や院長をしていた叔父、そして岡山大学第2外科にいたもう一人の叔父と相談し、3日後に岡山大学の整形外科の先生に来てもらって再手術を行った。今度は絶対大丈夫ということで、辛いリハビリ後ようやく手が動き、腕が伸びるようになり回復した。どうもその頃から、腕の良い外科医になると言っていたようである。

岡山大学卒業後、第2外科に入局。研修医時代に女子高校生の多発性骨髄腫の患者の受け持ちになった。再発を繰り返し、再入院する彼女に何もしてやれず挫折。腫瘍外科医よりも腕で治せる心臓血管外科医を選んだ。

大学院時代から欧米と日本との差を感じ、留学を志す。最初に見学に行ったのは欧州心臓病学会があったデュッセルドルフ大学で、偶然、南和友先生にお会いし、話を聞くことができた。午前、午後と1例ずつ行われる手術の速さと手際よさに日本との差を感じ、ますます留学の意思が強まった。その後ロンドンの小児病院でシュタルク〔Jaroslav Stark〕先生、ヘアフィールド病院でヤクー〔Magdi Yacoub〕先生の手術を見学し、留学の意思を伝えた。最後に行ったのはパリのラエンネック〔Laennec〕病院、ここで偶然出会ったのが、坂田隆造先生であった。その後アメリカにも行ったが、留学先を迷っていた時に出会ったのが、兵庫県立尼崎病院からニュージーランドのグリーンレーン病院〔Green Lane Hospital ＧＬＨ〕に留学され帰国されていた安藤文隆先生で、ブライアン・バラット・ボイス〔Brian Barratt-Boyes〕先生のことをお聞きした。台北で開かれたアジア太平洋心臓病学会に演題を出して、そこでブライアン先生にお会いし、留学の意思を伝えた。

その時ブライアン先生から「今まで日本でどのような症例を何例助手として立ち会い、何例執刀したのか？」と質問された。それまで大学では週1、2例の手術の助手をし、県立尼崎病院では週2、3例の助手をしていたが、卒業して7年間の開心術の執刀はわずか数例であった。そのことを正直に伝えると、返ってきた返事は「それでは心臓外科医としてのトレーニングはほとんど何もしていないのと同じだ」であった。今までの日本での研修をほとんど否定されたのである。「心臓外科医としての基本からきちんと教えてくれる所で研修しなさい」とも言われた。いくつもの欧米の施設を訪問し有名な先生方にお会いしたが、自分の研修内容を聞かれ、このように答えてもらったのはブライアン先生が初めてであった。即座に「それならＧＬＨでSir Brian に教えてもらいたい」と学会の３日間直訴し続けた。最後に根負けしたブライアン先生が、来年７月からいらっしゃいと許可してくれたのである。

あの時よくこのような大胆な行動に出られたなと思うが、私には失うものは何もなく、当たって砕けろ！　今が最大のチャンスだ！　と必死であった気がする。

ブライアン先生は後日、「あの時のお前の姿と必死さを見て、鍛えれば将来が楽しみだと思った。自分の目は正しかっただろう」と言われた。若い人には無限の可能性があり、自分の夢を追い求める必死さ、ひたむきな姿は人の心を打つものである。こうして、海外の超一流施設留学という夢の第一歩が始まった。

日本の師・世界の師を見つける

人生での様々な人との出会いが、自分の人生を左右する。その意味ではニュージーランドのグリーンレーン病院でのブライアン・バラット・ボイス先生との出会い、メルボルン王立小児病院［The Royal Children's Hospital Melbourne ＲＣＨ］でのロジャー・ミー［Roger Mee］先生との出会いは、私の後の人生に大きな影響を与えた。

若い人達には、私のように良い出会いをしてほしいと思う。人生の師、心臓血管外科医としての師が見つからなければ、つまらない人生になるかもしれないからである。日本にも多くの素晴らしい心臓血管外科医がいるが、世界にはもっとたくさんの心臓血管外科医がいる。日本の師、世界の師が見つかれば、こんな素晴らしいことはないであろう。

ブライアン・バラット・ボイス先生、ロジャー・ミー先生という素晴らしい恩師との出会いが無ければ、私は別の人生を歩んでいたかもしれない。しかし、ただ出会いを待っているだけでは幸運は訪れない。自分から素晴らしい出会いを求めていくことが大切である。セレンディピティという言葉があるが、人生必ずチャンスが訪れるものである。その時に備えて実力をつけることが大切であり、その心構えが無ければ、チャンスを見過ごしてしまうかもしれない。日本の田舎大学のコネも金もない若き心臓外科医が、世界中の17人の応募者からたった一人選ばれ、また36歳で王立メルボルン小児病院のConsultant surgeon（日本人としてオーストラリア初、准教授扱い）になったのは、この世界の超一流心臓血管外科医との出会いと、その二人のスーパースターから必死で学ぼうとした努力が認められたからだと思う。私の人生から若い人達が何かを感じてくれれば幸いであるし、もっと素晴らしい出会いをする若い人達がたくさん生まれてくることを願ってやまない。

GLHでブライアン先生からは、

1　基本が大切であること。
2　外科医は助手として、執刀医として、多くの経験をすることが大切であること。
3　アカデミックな考え方をする心臓外科医であること。
4　いつもクリエイティブ（創造的）な発想を持つ心臓外科医であること。
5　患者さんに説明し納得してもらって、初めて執刀医として手術ができること。

など多くのことを学んだ。これはこれから心臓血管外科を目指す若い人達にも共通して言えることだと思う。

英語ができなかった私は、ある程度の会話ができるようになるまでは執刀は許されなかった。5か月ほど経ち、患者さんに手術の説明ができ、紹介医に返事を書き、ＩＣＵで指示が出来るようになり初めて執刀が許された。静脈グラフトさえ採取したこともなかったので、執刀医がどうやって静脈グラフトを採取するのか必死で見、後で手術や解剖の教科書を読み勉強する毎日であった。そのひたむきな努力が伝わったのか、2年目には5人の registrar の中で chief resident に抜擢され、週10例以上の助手や簡単な症例の執刀を任されるようになったのである。

ＧＬＨでの2年の研修が終わり、１００例以上の冠動脈バイパス、弁置換症例の執刀をしたが、複雑心疾患手術は全く分からなかったので、ブライアン先生の弟子であり、当時メルボルンで注目を集めていた若き心臓外科医ロジャー・ミー先生のもとで修業すべく、senior fellow として応募した。6か月の有給ポジションであったが、当時44歳のミー先生の華麗な手術に魅せられ、助手でない症例も彼の後ろから手術を見、ノートにメモしていた。自分には6か月しかチャンスはなかったので必死だったのである。5か月が経ったある日、ミー先生から呼び出され、給料を出すのでもう6か月いないかと聞かれた。その頃は大血管転位症のスイッチ手術などで、他の fellow が助手をしている時でも、上手くできないとシュンジを呼べと言われるようになっていた。

１９８８年8月に、二番手のウィリアム・ブラウン〔William Brawn〕先生がイギリスのバーミンガム小児病院のトップとして帰るので、その後釜の世界公募があった。30名以上の応募があり、fellow の中では誰が来るのか話題になっていた。春休みに家族で南オーストラリアに一週間旅行に行って帰った日の午後、秘書から「ミー先生がシュンジに話があると言っている」とのことで早速部屋に行った。ミー先生から「ブラウン先生の代わりとしてここで Consultant surgeonとして働かないか」と言われ、応募もしていないのになぜ自分がと不思議であったが、「私でも良いのなら喜んで」と答えた。秘書のリリアンによれば「ミー先生がシュンジを推薦し、『シュンジは鍛えれば必ずものになる』と他の選考委員を説得した」とのことであった。

ミー先生は1年間の研修期間で最後に気に入ったfellowに1例の執刀の機会を与えるのが常であったが、私は何故か13例の執刀をさせてもらった。といってもASD〔心房中隔欠損症〕、PDA〔動脈管開存症〕など簡単な症例だけであり、複雑心奇形などは全く執刀経験がなかったので、4月からはブラウン先生が助手をして私を鍛えてくれた。またブラウン先生がいなくなった9月から1989年2月まで、ミー先生は全ての学会をキャンセルし、メルボルン小児病院に居続けて私を鍛えてくれた。それ以降、ミー先生は5か月以上メルボルンを留守にし、Consultant surgeonは私一人であった。ミー先生は海外出張前に一言、「一人でも手術で亡くなったら、二度と執刀させない。そのつもりでやれ」と言い残した。毎日執刀し、ICUで術後管理をし、大変であったが当時37歳の私には楽しい毎日であった。

ミー先生は大血管転位症に対するtrap door法〔動脈スイッチ手術〕、右心不全に対する左室トレーニング、修正大血管症に対するダブルスイッチ手術、ファロー四徴症に対する経心房肺動脈アプローチなど多くの新しい手術を編み出し、世界一、二の小児心臓外科医と言われていた。また王立メルボルン小児病院で素晴らしいチームを作り上げていた。ミー先生は常々、次のように言われていた。

1　自分が良い心臓外科医になって良いチームを作ることは論文を書くことよりも大切であり、また難しい。

2　後進を育てることはもっと難しい。自分は後世に世界に誇れる小児心臓外科医を3人育てたい。

私の心臓外科医としての目標はこの二人の恩師であり、岡山大学教授になってからも、いつもクリエイティブ（創造的）な発想を持ちアカデミックな考え方をする心臓外科医でありたいと心がけてきた。また東南アジアでの後進育成などもこの二人の恩師から引き継いだものである。自分なりに努力してきたつもりであるが、この二人の恩師には到底及ばなかったと思う。ミー先生が引退される前に「今はお前の方が成績は良いかもしれないな」とふと呟いてくださったのが今でも心に残っている。

夢を追い求め、海外留学し、素晴らしい恩師に出会い、また素晴らしい仲間に出会えたこと。65歳を過ぎた今も新天地で夢を追い求めた人生を送っている。若い先生方もそれぞれの自分の夢を追い求め、一度しかない人生を有意義に過ごしてもらいたいと思う。

2018年5月　サンフランシスコにて

「諦めない心」で無骨に生きる

高梨秀一郎
たかなし しゅういちろう
榊原記念病院　副院長　兼　心臓血管外科主任部長

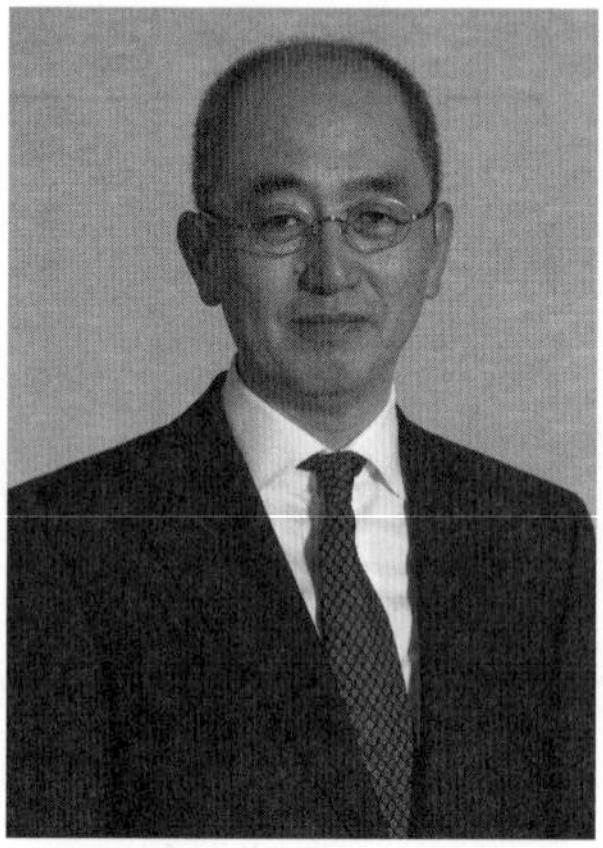

自分がどうして外科医として今ここにいるのか。今でこそ、自分は心臓外科医でございい、と称しているが、どの程度心臓外科医に思い入れがあったかというと、はなはだこころもとない。今も思い出すが、同業であった父親をみるにつけ、同じ生き方をするとすればこのままでは自分はまともな社会人として現代の競争社会を生き残っていくことは到底難しく、医者になるしかない。そんな半ば追いつめられたような思いで選んだのが医学の道であったように思う。

紆余曲折の末、心臓外科を選んだが、いつ一般外科に変わろうか、いつ内科に転向しようか、と最初の頃はこの閉塞感のある世界から足を洗うことばかり考えていた。だからこそ、ことあるごとにドロップアウトの誘惑に負けそうにもなった。その時、支えになったのは自分の不器用なまでの諦めない心であった。実は行動を起こすことが面倒であっただけかもしれないのだが。先を見通せない、計算高くない無骨な生き方、それは同業であった父が教えてくれた、心臓外科医にとって最も大切な資質であったろうと思う。

一方、外科医にとって必要なことについて思いを馳せてみると、それは良い手術をするだけではなく、その手術をいかに伝えるかだと思う。良い手術は一定期間以上、患者さん相手の外科医を続けているものなら誰でもできて当たり前であるから、それを伝えられなければ意味がない。それでは、良い手術とはどんな手術だろうか？　自分にしかできない、またあまり人のやりたがらないような手術が良い手術とは言えない。伝わらないのは手術手技が難しいからではなく、理屈がわからないからである。ほとんどの心臓手術は、そのコンセプトさえわかれば、どのレベルの外科医がやっても可能なはずである。そのためには外科医としての優れた腕、的確な判断力、必要な知識、確かな情報を得ることは当たり前のことだが、もっと大切なことは想像力・創造力、良い手術をみて真似する力と自分の型にあてはめ修正する力であろうと思う。

ただ、一つだけ違うことがあるとするならば、手術には各々、外科医独自のリズムがあるようだ。それは努力して習得するものなのか、あるいは生まれ持ったものなのか分からないが、知識や経験から得るものではないらしく、何かが備わっていないとダメなようだ。僕の手術を見たある外科医に言われたことだが、僕の手術にはどうもそんなようなものが見えるらしく、ゆったりと一定のリズムで流れていくようだ。そこに何かプラスαの要素があるのだろうか。

まあ、それは別として、これまで学んだことは多いが、はたしてその一割も身についているのだろうか。その手術を自分のものとしてさらに確実にするためにも、そのコツを後輩に教え、伝え続けることができれば、外科医としての自分のミッションを果たしたことになる。

とはいえ、もう自分に残された時間は多くない。先日、大阪からの帰りの飛行機で「今日の富士山はどっちに見えますか」とＣＡさんに聞いたところ、今日は着陸の滑走路がツーツーだから左です、と返ってきた。何だろうと聞いてみると、羽田空港には3本の滑走路があり、それぞれ16L-34R、16R-34L、22-04（その方向によって名称が決められているらしい）とあり、その一つ22-04滑走路をtwo-twoと呼んでいるらしい。その時の風向きによってどの滑走路を選ぶかが決められ、またそれによって富士山の北側を通るか南を回るかも変わってくるとのことである。

自分には一体今、着陸可能な滑走路は何本用意されているだろうか。それが一本だけだったらやはり心細い、天候や風向きによってどこに着陸するかを変えたいものである。特に最終目的地になる大事な着陸だと思うと、余計慎重に選びたい。

自分はいったいどんな飛行機だろう。旅客機？　貨物輸送機？　手術一本でやってきた自分の道は、前にしか進まない戦闘機のようなものだろうか。

決してバランスの取れた模範的な生き方ではなかったかもしれない。それでもいつも自分のミッションを意識し、それを実現していった結果が現在の自分なのである。それは、風に翻弄されるただの小型飛行機かもしれない。何にしても、富士山上空まできてあたふたと、どこに降りるのか決めなければならないことにはしたくないものである。そしてここで終わりではなく、その先には、ひょっとしたら自分の風に合わせて用意された特別な滑走路があれば最高である。

手術の「流れ」を感じて

高橋幸宏
たかはし ゆきひろ
榊原記念病院 副院長 兼 心臓血管外科小児主任部長

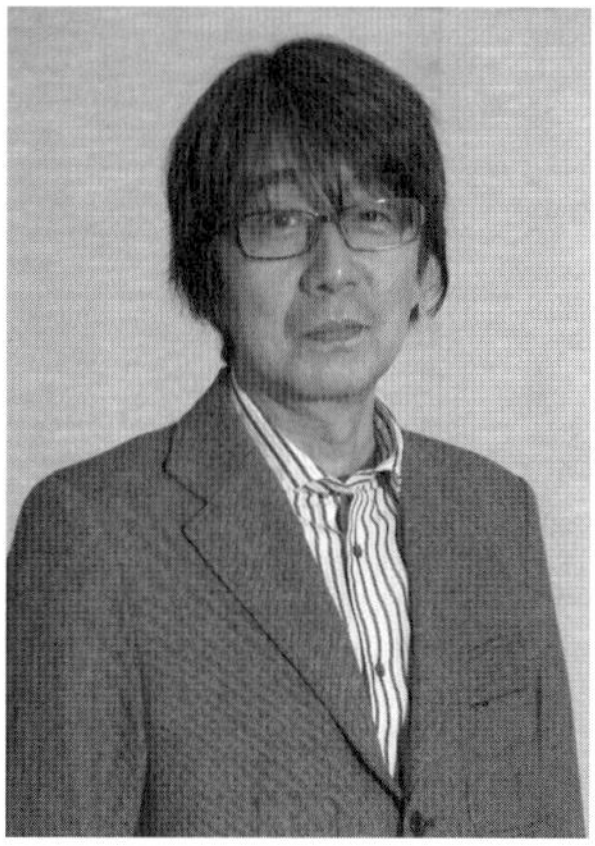

東京の生活も36年目となりました。宮崎の実家は明治から続いた呉服屋で、私は4代目です。医師にならなければ今よりお金持ちであったことに間違いはないと思いますが、久留米の本絣《ほんがすり》を着て少しオネェ言葉で喋っていたであろうことも容易に想像できます。

熊本大学時代の解剖実習で、肝静脈が下大静脈と別個に右房に還る心臓を初めて見ました。先天性心疾患ではよくあることですが、この時には何を思ったか、真面目にも英文論文として投稿させて頂きました。これが、論文嫌いの始まりかもしれませんけれども、小児心臓外科をやろうかなと考えたきっかけでもあります。しかし、外科医局の先輩方のお誘いに対しては、自分の希望は小児科で外科には入りませんと繰り返し言っていましたので、ある先輩から、「高橋は子供が好きというやさしさを強調して女にもてようとしとるばい！　何で外科に来んとや？　あいつは根性なか」と言われ、医局に入らずにこそっと東京へ出てきた経緯があります。

心臓外科医の常識は世間の非常識という言葉があります。また、身体で覚えたことをあえて言葉にするのは中々難しい。したがって、若手の皆さんにお伝えできることは少ないのですが、幾つか考えてみました。

1　手が動かない……若手を前立ち、もしくは若手に手術をさせる際にいつも思うことであります。毎年500例も手術を見せているのにと、たまにガッカリする。おそらく、手術室にいないことがその理由と考えます。手術の中の肝となる心内手技は手術モニター画面でよく見て勉強しているのでしょうが、手術全体を通して見ることをしない。要は流れが分かっていないということです。まずは、あの場面は流石だとか、流れが良いとか、意識的に同調して手術を見ることが必要と思います。

2　VSD基本手技……どのようなタイプのVSDでも、心筋保護液注入間隔の20分以内で閉鎖できるように工夫してください。このことは、より時間がかかるTOF［ファロー四徴症］やCoA complex［大動脈縮窄複合］、ひいてはラステリ［Rastelli］手術、TGAⅡ型ジャテーン［Jatene］手術を、若手にまかせようと上司に考えさせるための大事な資格取りです。また、できれば、自分の上司よりも少し早く手術が終わることを皆さんに見せつけてください。手術チームの中には、手術をよく知っているベテランの看護師や体外循環技士もおりますので、あいつ中々いいじゃんと、彼女らに早めに好かれることも大事です。

3　手術のマネージメント……夜、ICUに偉い医師はいません。ほとんど若手だけで患児管理を行います。この夜中の治療の質とパワーが病院のステイタスを決めると言っても良いのではないでしょうか。特に時間という観点から、若手の立場で明日、明後日の手術計画を考えること、また、それに合わせてＩＣＵスタッフとともに患児管理を行うことが大事かと思います。このことは、看護師や検査技師に好かれる、ＩＣＵでの夜の帝王となる必須条件です。

４　体外循環の良否に留意……新生児や低体重児では、体外循環の良否そのものが成績や術後の循環・呼吸状態に直結します。したがって、体外循環のＳＩＲＳ［全身性炎症反応症候群］対策や新生児の特殊性をよくよく勉強してください。現在では極めて安全な体外循環が可能となっていますが、注意すべきピットフォールはまだまだ多いと思います。

２００ＣＬＵＢの先生方のライブ手術を見て思うことは、一つひとつの手技はもちろんですが、やはり流れが綺麗であるということです。編集後のビデオかいな？　と思ったこともあります。執刀医も、そして観衆も、ライブ手術から教わることは非常に多い。若手のためにライブを存続させるべき理由の一つはここにあると考えます。

さて、高橋の話は解らんとか、厳密性がない、エビデンスがないなどと、そこまで言うかと思うほどよく言われております。先日は神がかっているとも言われました。しかし、それでも相変わらず多めの手術をしておりますので、話の半分くらいは真実であろうと自負しております。現在、20歳台後半の若手と手術する機会が増えました。基本的なことについてはかなり口うるさく指導しますが、私が50歳で気づいたことを若手が40歳で気づいて、高橋が言っていたことはこのことだったのだと早めに感じてくれれば幸いです。それはおそらく、持続する伝統となります。

偉大な先人たちに導かれて

田嶋《たじま》 一喜《かずよし》

名古屋第二赤十字病院　副院長

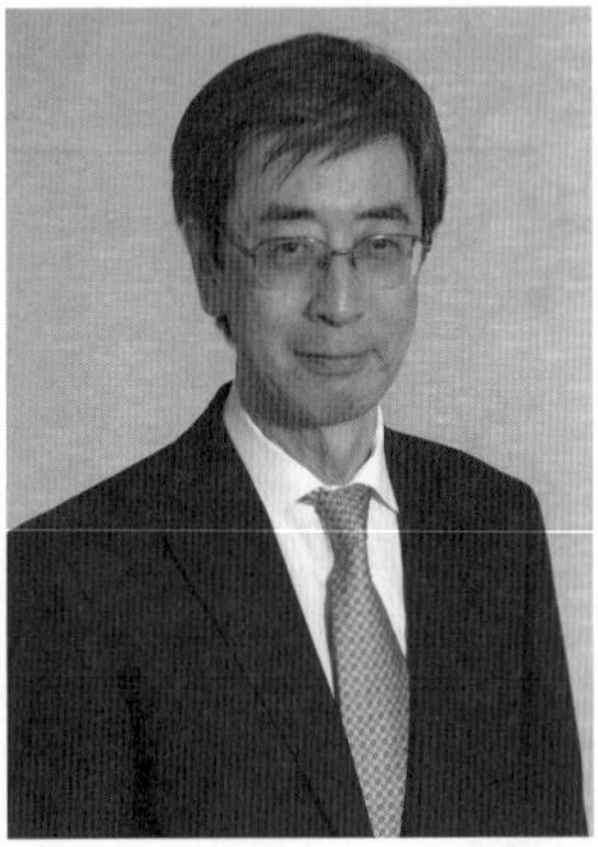

風船が運んだ天命

そもそも私が医師になったのには、あとから考えれば天命といったものがあったのかと不思議に思うことがある。

小学校6年生の時、当時私は東京中野区に住んでいたが、地元の小学校の校庭から6年生全員で風船に花の種を付けて飛ばすという学校行事があった。その趣旨は全く憶えてないが、花の種袋に「将来の夢」みたいなことを住所と共に書いて飛ばしたわけだから、何か卒業の想い出作りの一つだったのかもしれない。その時たまたま私は、「将来はお医者さんになりたい」といったことを書いて飛ばした。当時、医師になりたいなどというのは全然流行っていなかったから、咄嗟《とっさ》の思いつきだったかもしれない。その後、高校3年生になって進路を決める時まで、医師になろうと考えていた記憶は全くないから、どうしてこの時だけそう思ったかは今でも謎である。

それで、学年全体で200人くらいだったと思うが、風船がどこか人のいるところまでたどり着いて、その方からお返事を頂けたのが3人だけだったと記憶している。私もその一人で、たまたま隣の練馬区のお医者さんの家に届いて、とても見事な筆遣いで丁寧なお返事を頂いた。それは「今朝起きて見たら、庭の池にかわいらしい風船が浮かんでいました……」といった具合に始まっていて、「自分も医学を学んでいるところである。これも神様の導きであろう。是非立派な医師になるように頑張ってください」という内容で結んであった。そしてありがたいことに英和と和英の辞書一組を一緒にお送り頂いた。封書の裏に「武藤徹一郎」とあって、この名前はなぜか鮮明に幼い頭の中に記憶された。

年月が経って自分が医師になった時も、まだ私は「武藤徹一郎」がいかなる先生か知らぬほど未熟であった。インターネットも無く「ググる」こともできなかった時代で、先生が日本外科学会の頂点に君臨されていると知るのは10年もあとになってからだったが、知った時の衝撃はいかばかりか。この時に初めて天命を感じたと言えないこともない。今は容易に調べることのできるようになった武藤先生の経歴から逆算すると、当時、先生はちょうど30歳で、東大大学院を修了されたタイミングだったようである。果たして自分が30歳だった時、夢見る小学生にこういった気の利いた励ましができただろうか。30歳頃の私は国立循環器病センターでほとんど寝る間もなく、一週間を手術下着を着たままで過ごし、病院に泊まり込んで心臓外科というものにどっぷりと浸かった生活であったが、自分のことだけで精一杯だった気がする。少なくとも私はいまだに毛筆で手紙など書けない。

先日、武藤徹一郎先生に学会でお会いして、初めて御挨拶をさせて頂いた。これまでも機会はあったはずだが、こんな些細な私事で先生を呼び止めるだけの勇気が無くて今日にまで至ってしまっていた。しかし先生は庭の池に落ちた風船のことは憶えていらして、お約束通り医師になっていますと報告したところ大変喜んで頂けた。風船から実に50年も経っていた。心臓外科医として終活の時期に差しかかり、なんだかやっとこれで肩の荷が下りて解放された気持ちになった。

思えば、人生の色々な節目で深く考えることもなく進路を選択してきたつもりであったが、もしかしたら小学生の時に自ら課した課題に無意識のうちに縛られていたのであろうか。

勇気づけられた二つの文章

さて、子供時代のたまたまの思いつきに偶然が重なり、天命（というほど大袈裟なものではないが）に導かれて医師になり、先輩に勧められるままに心臓外科医になった。そして大きな志も持てなかった私は、その時々の立場でできることを懸命にやってきたという思いしか無い。そんな私に、次世代に教訓的なメッセージを伝えることなどできるはずがない。そこで、メッセージの代わりに私が深く感銘を受け、勇気づけられた二つの文章を紹介したいと思う。もしかすると医師であることや心臓外科医であることに迷いが生じている人の励ましになるかもしれない。

一つは文学者であり医師でもある帚木《ははきぎ》蓬生《ほうせい》の『天に星　地に花』である。五稜郭の戦いで軍医を務めた高松凌雲（日本における赤十字運動の先駆者でもある）をモデルとした小説である。

横産（胎児が横位の出産）の妊婦を救えなかった際に凌雲の師がつぶやく「医者というのは負け戦ばかりじゃ。負け戦の間に、ときおり、勝ち戦がある。だから医者は負け戦に耐えなければならない」の台詞は、私が心臓外科医としてまだ駆け出しの頃、受け持った患児が手術で亡くなった日の夜中、術前の可愛らしい笑顔がいつまでも頭に浮かんで朝まで泣き続けた時を思い出させた。師の言葉はさらに「医師にできることは無い。ただ寄り添うだけ。それで患者は死ぬときでも安心できる」と続く。幾分は著者の創作であろうが、実は似たような台詞を最近、実際の患者さんから聞いた。何もしなくても傍にいるだけで安心だそうである。タイトルの『天に星　地に花』はこの本に貫かれているスピリットであるが、実はその後に「人に慈愛」が付いている。

もう一つは、200CLUBのメンバーである坂田隆造先生が『Cardiovascular Med-Surg』という雑誌の2006年8月号の特集「循環器医のキャリアデザイン」の中で書かれている「若き心臓外科医への手紙」という文章である。坂田先生がパリ留学中に病歴室のカルテ内に発見した、ルコント教授が手術で亡くなった患児を紹介してもらった小児科医に宛てた返書を紹介している。それは手術の内容と剖検による検証を詳細に記述したあとに「手術法に問題は無い、亡くなったのは自分の手技の未熟さによるものである。とにかく今は続けることが必要だ」と綴られていたという。

坂田先生はこの手紙を見て背筋が凍るほどの戦慄を覚えたと書かれているが、私はこの後に続く坂田先生の文章に心が震えた。当時すでに心臓外科医として揺るぎない評価を受けておられた坂田先生が、若い頃にこの手紙を発見した時の述懐は以下のように書かれている。

「このまま心臓外科医の道を進んでよいのかどうか、進むとしたらよほど腹をくくらねばならぬ、途中で投げ出す訳にはいかぬ、私はこの厳しさに耐えられるのか……」

坂田先生にしてこの懊悩と気迫の決意である。身が引き締まる思いだった。

すでに廃刊になっているこの雑誌のバックナンバーを入手するのは困難かもしれない。もしも「若き心臓外科医への手紙」を読んでみたいと思われて、入手できなかった方には、コピーでよろしければご連絡頂ければ差し上げたいと思う。その雑誌は今も私の机のすぐに手の届くところに置いてあるので。

＊「若き心臓外科医への手紙」は本書P．90に収録。

医学は「常に不完全である」を胸に

松居喜郎《まつい よしろう》

北海道大学　大学院医学研究院　循環器・呼吸器外科　教授

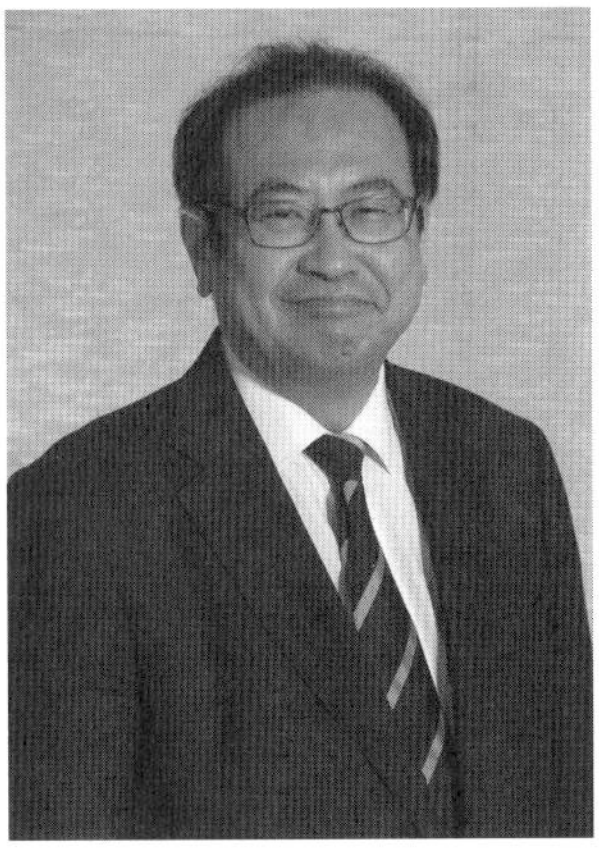

「心臓外科医を天職として」というテーマですが、さすがに図々しく「天職」とまでは思っていません。私は、１９８０年北海道大学を卒業しましたが、学生時代はサッカー部で６年間すごしました。勉学にいそしむタイプではなく、所属教室の選択は飲み会の雰囲気と、学生時代の勉強に依存度が低い科が良いかと考え、失礼ながら精神科、皮膚科、外科で悩みました。結局、私にとって「どうせ24時間絡むならやりがいのある」外科の門を叩いたわけです。責任は重いにせよ、治療と結果がすぐにわかる診療科が私の性格に合うと思いました。

当初は外科一般を勉強していましたが、当時の主任教授で、大血管外科で有名な田邊達三先生と、心臓外科のチーフだった酒井圭輔講師は何を思ったか、私と、のちに旭川医科大学教授となり、若くして急逝された盟友・郷一知《ごうかずとも》君を、どこのグループで勉強していても循環器系の学会での発表に当ててくれていました。当時若手で心臓外科を目指す人間が北大では少なく、だましやすそうで体力だけはありそうな二人に目を付けたものと思います（冗談です）。

思い返せば当時はほぼ睡眠時間なく、手術、術後管理、当直、すすきの、の毎日でした。郷先生はよき友でありライバルであったことから、常に刺激しあったと思います。過労で突然死されたことは本当にショックでした。

オーバーラッピング手術、僧帽弁複合体形成術の開発へ

臨床の傍ら、実験では硬膜外電極を用いた脊髄誘発電位で、胸腹部大動脈瘤のときの大動脈遮断時脊髄虚血を研究しました。大学院には行かず、勝手に論文を書いた感じです。ひどい医局員をお許しいただき、本当に感謝しています。その後は心臓移植・心臓保存等の研究と臨床で１９８５年にパリ第12大学に留学させていただきました。また１９９２年には文部省在外研究員として米国メイヨークリニックで、特に成人先天性心疾患の臨床と代用心筋の実験を経験しました。

帰国してからは、後天性心疾患を中心に術者・助手を行ってきましたが、当時注目されていた重症心不全に対するバチスタ手術［Batista procedure　拡張した心筋の一部を切除し、左室容積を縮小する術式］について実験的に検討しました。成犬を用いた心不全モデルでも、必ずしも良い結果は得られず、当時すでに臨床的には否定的とされてきていたことから、代用心筋実験時に、勝手に新しい左室形成術であるオーバーラッピング手術［Overlapping ventriculoplasty　心筋を重ね合わせて縫合し、左室容積を縮小］を開発し、実験していました。当時はそのようなことも可能でした。実験的には左室機能改善効果が確認でき、臨床応用のタイミングをみていましたが、２０００

年にＮＴＴ東日本札幌病院心臓血管外科立ち上げに参加した後に施行しました。患者はＤＣＭ［拡張型心筋症］の方で入退院を繰り返し、退院は無理と言われていた方ですが、幸いお元気になり、２年後お会いしたときは以前好きだった山登りもされていました。この成功体験が、手術を続けられた原点でした。

しかし、当然ながらこの手術にも限界があります。２００６年、北海道大学に戻りましたが、その後北大病院は心臓移植、植込み型人工心臓の認定施設となり、１９６８年の和田移植から46年ぶりの２０１４年1月６日に、北海道での心臓移植を再開させていただきました。人工心臓の発達も著しく、たくさんの患者さんが植込み型人工心臓で社会復帰されています。

この究極の治療選択の前の段階で、左室形成や僧帽弁手術が効果のある症例があるのはわかっているのですが、それが難しそうな症例もいかに治療しようかと考え、現在は左室を切らないMVR + Papillary Muscle Tugging Approximation［乳頭筋つり上げによる僧帽弁複合体形成術］という術式を開発しました。まだ最長2年ですが極めて良好な予後を得ており、まだまだ現役を続けて、この術式を改良し続けたいと夢をみています。

反省を繰り返しつつ、大志を胸に

医学のおもしろいところは、「常に不完全である」ということです。手術術式などにとどまらず、困難な場面に当たるたびに、より良い治療法を考えるチャンスが与えられます。新しい閃きがあればモチベーションはさらに上がる。関連した文献をあさり、さらに新しい知見を得ることができる。また閃きのほとんどは、先達がすでに報告していることを知るのも興味深いと思います。

閃きは日常業務への疑問から起こります。いかに真剣に日常の医療を行っているかで勝負は決まります。自分が不遇と思う時期もたくさんあると思いますが、考え方を変えれば時間が十分あり、まさにチャンスです。また、最も大切なことはアイデアを実施するまでの継続と検証であり、医療である限り、自分のアイデアが本当の意味で患者様を傷つけていないか、役に立っているのかを、遠隔期成績を含め謙虚に繰り返し検証し続けることです。

私の座右の銘は、

「おもしろきこともなき世におもしろく、すみなすものは心なりけり」

（高杉晋作、野村望東尼《ぼうとうに》）

です。人生は心構えで辛くも楽しくもなると思っています。その意味で、医局のモットーは就任当時から「ああ忙しい忙しい、だけど楽しい」です。

そしてもう一つの座右の銘は、

「一段深く考える人は、自分がどんな行動をし、どんな判断をしようと、いつも間違っているということを知っている」

（ニーチェ）

です。

外科医として自分の行っている手術が正しいとだけ考えているのは恐ろしいことでもあります。完全でない限り「いつも間違っている」と反省を繰り返すことが重要です。

２０１７年9月27日、札幌で第70回日本胸部外科学会定期学術集会を主催させていただきましたが、テーマをBoys be Ambitious! But Stay Humbleとしました。これは北海道大学の有名なクラーク博士が、「少年よ、大志を抱け！　金や私欲のためではなく、名声などと呼ばれる空しいものでもなく。人間として当然持つべきもののために大志を抱け」と語った言葉が、「外科医は謙虚であるべき」という私の考えと一致したことからでした。

仕事人としての心構えも、外科医にとって重要です。ここで私の大好きな故立川談志家元の言葉を引用します。

「『執着』『執念』というのが、『好きの虫』のすんでいるところです」

自分の好きなことをやっていればかならずこだわりが出てよりよい仕事へとつながるはずで、料理があまり好きそうでないシェフの食事は食べる気がしません。

また、

「よく覚えとけ。現実は正解なんだ。時代が悪いの、世の中がおかしいといったところで仕方ない。現実は事実だ」

これも好きです。研究で自分の思った通りにならない結果が出たり、自分の評価が不当に低いと感じたりしても、現実は正解なのです。受け入れるところから始めることが重要です。

最後に、図々しく私らしく「松居喜郎の言葉」もいくつか。

・医療という不確実なものを扱っている以上、常に謙虚に。
・24時間関わっていて飽きそうも無いことで食っていけることに感謝。
・「集中して周囲が気にならない」外科医には絶対なるな。
・40歳になったらどんな馬鹿でも患者から信用される。
・音楽、スポーツ、映画など、人間として知っておくべき感情は大切。

・暇になったら「やるべきこと」は必ず見えてくる。
・先輩が何でも知っていると思うな。教えてやれ。
・「風が吹いても吹かない日でも同じ機嫌の風車」

まだまだ人として後輩に物が言える段階ではありませんね。とはいえ定年も近づくわけで、次の世代をどう育てるかが一番の関心事であります。

心臓外科医はスポーツマン？

夜久《やく》 均《ひとし》

京都府立医科大学　外科学教室
心臓血管・小児心臓血管外科学部門　教授

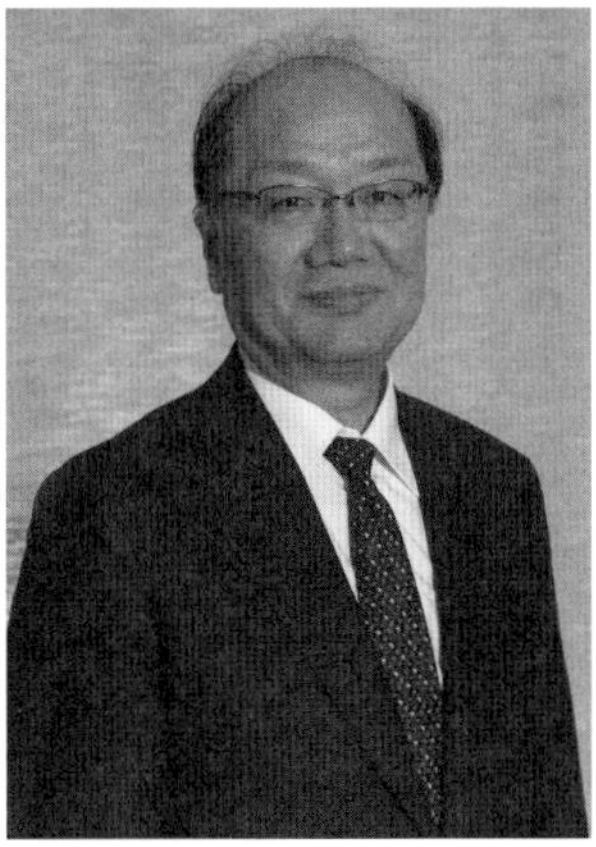

心臓外科に魅了された二つの理由

元々消化器外科を目指して研修をしていた。というのは学生時代、医学生の自分としてはメジャー外科への入局は決めてはいたが、親戚の一人が外科病院を開業していたこともあって、外科医は癌を取るのが仕事、心臓外科は変わった医師が変わった手術をやっているという印象でしかなかったからだ。そういうことで入局は京都府立医科大学の第二外科（当時はナンバー外科であった）にした。

第二外科は消化器外科、移植外科（腎移植の日本第一例を行っていた）、そして心臓血管外科からなっており、研修医はそれぞれを3か月ずつローテートする。そこで心臓血管外科に魅了されてしまった。その理由は二つある。

一つは循環管理の面白さである。循環はうそをつかない。しかし一つ間違えると反対の方向に向かう。その場合、患者は死に瀕する。心臓外科の勉強より循環管理の勉強をした。麻酔科のローテーションもその時期に含まれていたので、循環に興味のある同級生を集めてカプラン[Joel A. Kaplan]の『Cardiac Anesthesia』〔『心臓麻酔』 原著初版1979〕を原著で抄読していたのを思いだす。35年前の当時はやはりまだ暇だったのだろうか?

もう一つの理由は、心臓血管外科をローテートした時のメンターであるK先生（故人）の存在である。もう確立されてしまった部門は、研修医として自分のアイデンティティーが保てない。知識も技術も、学年が一つ上の先生にすらかなわない。下手をすれば看護師よりも知識は下である。自分は何者か? そのような状況の中で、K先生は勉強して根拠を示せば、患者管理をかなりの部分任せてくれた。将来はこの人のチームで働きたいと思った。それで心臓血管外科医になる決心をした。ただ、当時母校の心臓血管外科は決して有数の部門ではなかった。ナンバー外科の一部門、教授は腎移植専門である。それならばと、たまたま医局に貼ってあった国立循環器病センター（国循）レジデント募集のポスターを見て応募し、卒後3年目からレジデントとして行くことになった。

「日本脱出」を目指して

国循は学会のシンポジウムで見た有名な先生方のオンパレード。当時は東京女子医科大学と大阪大学からスタッフが構成され、スーパースターの先生方がそれぞれの専門分野で活躍されていた。川副先生もその一人であった。えらい所に来てしまったと思った。最初の3か月は先天性に配属されたが、教科書で見る症例のすべてを経験した。大学での研修ではほとんど見たことのないような症例ばかりで、ついていくのがやっとであった。それでも次第に慣れ、3年間で50例の開心術執刀、年に4~5回の全国学会で発表の機会に恵まれ、そろそろレジデントも終わり、大学に帰るものだと思っていた3年目の時期に、懇意にしていただいていたS先生に「お前は置かれた環境では頑張るけど、環境を変える努力をしたことがあるのか?」と言われた。ガーンとハンマーで頭を叩かれた感じであった。

ちょうどその頃、ヨーロッパの学会に出席する機会があり、その際にロンドンとパリの病院に一週間ずつ見学の機会を得た。ロンドンでは大北先生が働いておられた。そこで感じたことは「心臓外科の文化が違う」ということである。国循は確かに手術数も有数であった。しかし日本では心臓手術はやはり一大イベント、一つのお祭りである。ヨーロッパは違った。我々が三度の食事をするように手術をする。しかも二人くらいで。何の気負いもない。これが文化の違いなのかと思った。そしてぜひ自分も心臓外科の文化を肌で感じたいと、本気でそう思った。

それからは「日本脱出」のことばかり考えていた。何のコネもない。そこで考えたのがまずリサーチフェローとしての脱出である。リサーチでは多くの人が海外に留学する。臨床のポジションは日本で探すより海外で探す方が容易だろう。それでは世界に一番近い研究室は?あった、身近に。国循研究所・菅弘之《すがひろゆき》部長の研究室である。当時の部長菅先生は心臓力学・エネルギー学の世界的な第一人者で、彼の実験室には海外から見学者が来ていたくらいである。以前に面識があったので、レジデントが終わった後研究したい旨を伝え、門戸を叩いた。それからは研究業績を上げるために必死に実験に明け暮れた。一年くらいして英文で一つ論文が書けたころ、リサーチフェローとして海外留学をしたい旨を伝え、たまたま彼の元に若手研究員が欲しいという海外からの依頼があり、リサーチフェローとしてアメリカに渡ることになった。

ちょうどその頃にオーストラリア、シドニーの病院のチャン［Victor Chang］先生と日本で話をすることができ、シドニーで臨床がしたいという旨を伝えたところ2年先になると言われ、その間アメリカでリサーチをすることになった。アメリカでの研究生活がちょうど1年を過ぎようとした頃、シドニーから連絡が入り、チャン先生が通勤途中で暴漢に拳銃で撃たれ亡くなったということであった。臨床留学の話は全く振り出しに戻った訳であるが、新しくチェアマンになったファーンスワース［Alan Farnsworth］先生に毎月手紙を送り、予定通りシドニーに渡ることになった。

「容赦なし」の日々

クリニカルフェローとしての生活は大変である。やはり一番困るのは言葉の壁。2年間リサーチフェローでアメリカにいたが、研究の場合は自分の研究分野のことをボス、ラボテクニシャン、同僚など特定の人と話すことがほとんどであり、また学会での質疑応答も自分の分野であるので、それほど英語に困ることはない。臨床は全く違う。手術のdutyは問題ないが、困るのはnight dutyである。いわゆる救急・ICU出番を英語でやらないといけない。ERから若いレジデントがかけてくる電話は全く容赦なしである。情報を確実に把握するために、電話で済むようなことも現場に出向いていかなければならない。毎日3例の心臓手術に入り、毎週1例の割合で脳死ドナーが現れ、心、肺移植の症例が原則夜中に入る。そして週1回のnight dutyである。

執刀のチャンスはどうか？　チャンスを求めてシドニーで3か所の病院を転々とした。

最初の病院のファーンスワース先生は born surgeon（生まれつきの外科医）であった。彼は僕がいた当時50歳（ちなみに僕は35歳）、５０００例の執刀経験があったが、born surgeon とは、自分が５０００例やったとして、このような手術ができるだろうかと思わせる外科医と自分の中では定義している。ファーンスワース先生の手術のイメージは今でも脳裏に焼き付いており、今でもそれを再現することを常に考えながら手術をする。ただその病院ではいわゆるチャンスがなく、次の病院に移ったが、そこではホートン［Matthew Horton］先生がかなりのチャンスをくれた。オーストラリアでは日本と違い保険が public と private に分かれている。private に関しては、術者が保険会社あるいは基金に surgeon's fee を請求できるもので、優秀な外科医には private 患者が集まる。public 患者は日本の保険のごとく、surgeon's fee は請求できない。従って consultant surgeon としては、private 患者は自分で執刀して症例数に応じた収入を得、public 患者に関してはもちろん自分の名前で入院してくるので責任はあるものの、できるフェローがおれば任してしまいたい。保険区分は患者のＩＤを示すステッカーに明示され、「00」の表示があれば public 患者、「01」であれば private 患者である。そういう状況の中で患者が入院してくるとまず見るのはステッカーで、「01」とあれば「ごっつぁん！」という訳である。

その後シドニー子供病院でも働き、研修医として4年も経つと、人の症例を手術するのはもういいと思うようになった。やはり外科医としての到達点は、自分で集めた症例を手術して、その成績でまた症例を得るということかと思う。もうシドニーで学ぶものはなくなった。

ちょうどその頃、大学からお呼びがかかり、母校に戻ることになった。39歳の時であった。帰国後は心臓に関しては全く自分に任された。もちろん大学病院であるので臨床を行っていく上では不便なところもある。しかしながら母校であり、また自分の後輩の学生が育っていく場にいるというのは、自分の活動の大きな力であり、支えになっているのかなと思う。

振り返ってみるとシドニーで経験した手術はほんの一部であり、帰国してからは多くの手術が自分としては初めて行う手術であり、self-education で作り上げてきた手術がほとんどである。しかしながら、シドニーでの臨床経験がなければ心臓外科医としての今の自分はないということははっきりと言える。

ここまでは、自分が如何に心臓外科に魅せられ、どのようにして心臓外科医になったかという道筋を描いた。僕は教室の同門会誌の巻頭言を毎年書くのであるが、それには世相の話や学会の話等は一切書かず、若き心臓血管外科医へのメッセージを記そうとしている。折角の機会であるので、その中から「外科医の心得」「外科医としてのプロフェッショナリズム」の2点について書いたものを紹介したいと思う。

「心臓外科医はスポーツマン？」

医療・治療は大きく分けて技術系と知識系に分かれると考えている。以前は外科系、内科系という分け方でよかったと思うが、今は内科に技術系の治療がどんどん拡大しているので、外科系、内科系という分け方は今の時代にそぐわない。心臓血管外科は純然たる技術系であることに間違いはない。技術系と知識系とでは求められる資質、トレーニング、キャリアアップのモードは全く違う。技術系はそのトレーニングの過程で、まず人の手術を見ることから始まる。見ることによってその手術のイメージを持ち、それを頭の中で咀嚼《そしゃく》し、そしてそれを自分の技術で再現する。まさにその繰り返しである。

その「見る」というのが一つの大きなポイントで、単に眺めているだけでは鮮明なイメージは構築できない。針をどのような角度で持針器で持ち、どのような角度で運針しているのかまで見ないとイメージは出来上がらない。そしてそのイメージを、日々練習している自分の技術で再現するわけである。言い換えれば、ボスの手術を正確にコピーすることから手術は始まる。すぐにはなかなか同じことはできない。特にその再現の部分には時間がかかる。時間が多少かかっても、練習でそれを短くしていけばいいのである。ボスの手術が一流であったとすれば、それを完全にコピーできれば、もう一流の外科医の仲間入りである。

考えてみれば、このトレーニング過程はスポーツの世界と全く同じである。例えばスキーの選手は一流選手のビデオを見てそれを忠実に再現しようと反復練習をする。私も中学生の頃からテニスをしていたが、当時はオーストラリアのローズウォールの流れるようなフォームをビデオで見て真似をしようとしたものであった。

手技の完璧なコピーができれば一流の外科医であると言ったが、ただもう一つ欲を言えば、現在ないイメージを造り上げ、それを技術によって具現化することができれば、一流の頭に「超」が付く存在になれる。

昔、ビートルズのメロディーだけを完璧にコピーするベンチャーズというグループがあり、それもよく聴いたものだ。ベンチャーズは一流ではあるが、「超」がつくビートルズを越えられない。走り高跳びのフォスベリーは背面跳びを開発し、それまでのベリーロール一辺倒のスタイルに全く新しいスタイルを持ち込み、メキシコオリンピックで優勝した。新しいイメージを造り上げ、それを具現化した。超一流である。心臓血管外科医では、今野手術［複数パッチによる大動脈基部拡大術。今野草二開発〕、ロス手術〔自己肺動脈弁組織による大動脈基部置換術。Donald Ross開発〕等のいわゆる全く新しいコンセプトの手術を造り上げた先人が超一流の外科医であり、歴史に名を刻んでいる。

学生によく言っているのは、学生時代にスポーツ部で、人の手技を見てそのイメージを作り、それを模倣して反復練習を積み、ある程度成績を上げられた人は、外科あるいは内科でも内視鏡、カテーテル治療等の技術系の思考過程になじみやすく、そういった分野が向いているだろうということである。

また、教室の若い心臓血管外科医に言うことは、まず手術を完璧にコピーせよ。そのためにはそのような目で多くの手術を見て、それを再現する技術を日々練習せよということである。それができれば患者を助けることができる一流の外科医である。そしてさらには超一流の外科医になる夢を持とうではないか。是非自分を信じて頑張って欲しいと願う。

＊京都府立医科大学心臓血管外科同門会誌『橘心』第12号（２０１２年発行）より転載。一部加筆

「スポーツと心臓血管外科の類似点　本当のプロフェッショナルとは？」

この原稿を書いている今日（執筆当時）、テニスの全豪オープンがノバク・ジョコビッチの優勝で幕を閉じた。スポーツを観戦している時、スポーツと心臓血管外科の類似点を感じる時が少なからずある。

２０１２年１月テニスのオーストラリアン・オープンの決勝は、当時も世界ランキング１位

であったジョコビッチと当時同2位のナダルとで争われた。結果は5セットマッチのフルセットまでもつれ、5‐7、6‐4、6‐2、6‐7、7‐5でジョコビッチが勝利を収めた。試合時間は5時間53分、オープン化以降の4大大会（全豪、全仏、全英、全米）の試合としては最長記録を作った。

4大大会のウェブサイトに入ると、予選から決勝までの男女のドロー、スコアをすべてリアルタイムに近い形で知ることができる。またほとんどすべての試合のダイジェストを、ビデオクリップで見ることもできる。その中に、試合後の選手のインタビューがアップされている。ジョコビッチの勝利者インタビューを聞いていて感動した言葉があった。記者が「5時間を超える試合で大変でしたね」という質問をした時に、彼は「自分はテニスのプロフェッショナルだから5セットまでもつれ込むことは常に想定して準備（prepare）しているのだ」と言い切った。

なぜ感動したかというと、5セットのフルセットにもつれ込むような状況は心臓血管外科にもあり得、それと重ね合わせたからである。例えば大動脈基部置換術で、基部吻合部からの出血が止まらない時。例えばワーファリンを回避したい若い女性の僧帽弁形成術で、心停止を何回か繰り返して修復しても逆流を制御できない時。このような時がフルセットに持ち込まれた時であろうか。

このような状況を常に想定してそこから脱出する術を考えていること。そしてそれを遂行する精神力と体力があること。彼の言葉を借りればそれがプロフェッショナルの外科医ということになる。フィジカルとメンタルのpreparationという意味での大いなる類似点かと思える。

もう一つの例はdecision makingとleadershipという点での類似である。これは何と言っても、2015年9月に行われたラグビーワールドカップの日本対南アフリカ戦であろう。最後の攻撃シリーズで、日本は相手陣内奥深くで反則を受けた。その時のスコアは29-32の3点ビハインド。ペナルティーゴールを選択すればまず同点で終われる。ラグビー界では、偶発的な勝利はまず起こりえないらしい。したがって、24年間ワールドカップで勝利がなく、通算成績1勝21敗2分の日本代表が世界3位の南アフリカに勝つことは、通常は万に一つもないらしい。同点でも日本に帰国すれば英雄となれたであろう。

しかし日本が選んだのはトライの5点で逆転を狙うものであった。ラグビーファンなら誰もが目を疑う自殺行為であったらしい。その decision making には、キャプテン・リーチマイケルを中心とする日本チームの冷静な読みがあった。相手のフォワードが一人少なかったこと、鈍ってきた相手の動きと日本チームの体力を冷静に読み、そして最後はその日一番突破力のあったマフィーに繋いでトライ！　最後1分の攻防であった。リーチマイケルの冷静な分析に基づいた decision making, そして仲間の勇気と質の高いパフォーマンスを引き出す leadership.

心臓外科手術でもこれに近い場面はあるはずだ。この一針をかければ出血は止まるかもしれないが、組織が思いのほか弱ければより大出血につながり収拾がつかなくなるといった場面。もちろん完璧な運針は不可欠。何をするかの decision making. そしてたとえ血圧が下がりショックになった時にも、周りのスタッフに的確に指示を与えて効率よいパフォーマンスを引き出す leadership が求められる場面が、時に存在する。

日本が南アフリカに勝った時、五郎丸歩《ごろうまるあゆむ》が言った言葉は、

「スポーツに番狂わせはない。南アフリカに勝ったのは必然であった」

日本代表のヘッドコーチ・エディー・ジョーンズの下、過酷な練習を積んできた者のクールな言葉である。

このようにスポーツで求められる資質は、心臓血管外科で求められる資質と非常に近い部分がある。だから心臓血管外科医として、スポーツから学ぶことは大いにある。手術の現場で苦境に立った時、「ファイト！」と心の中で自分を鼓舞している心臓血管外科医は私だけであろうか？

＊『日本心臓血管外科学会雑誌』45巻2号（2016年発行）より転載。一部加筆

手術中の独り言

次世代の心臓外科医に送る言葉

井野《いの》隆史《たかし》

自治医科大学附属さいたま医療センター　名誉教授

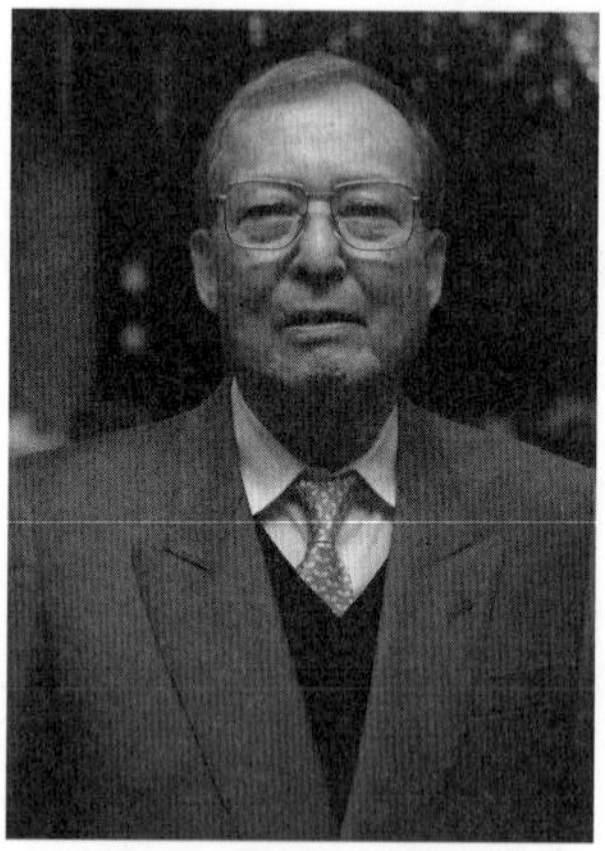

川副先生を中心とした２００ＣＬＵＢ設立の早い時期から、サマーセミナー、ライブに参加させていただき、手術手技を中心に率直な意見交換ができ、大変楽しく勉強になり、次の実践に生かさせていただき、長い間誠にありがとうございました。

自治医科大学附属さいたま医療センターの現場を離れてすでに10余年がたち、さいたま市民医療センターの立ち上げに管理者として、また内科医として8年間を過ごし、そして今では東京北医療センター併設の老健の施設長として働いておりますが、その間は心臓血管外科の実践からは離れておりました。２００ＣＬＵＢの皆さんともここ数年はお会いしておりませんし、外科系の学会にも久しく出席しておりませんので、最新の手術の進歩についてはよく判りませんが、心臓血管外科領域のこの10年ほどの技術的進歩はめざましく、冠動脈バイパス術の多くがＯＰＣＡＢとなり、弁形成術も普及し、ＭＩＣＳ［低侵襲心臓手術］も工夫を重ね、ＴＡＶＩ

による大動脈弁狭窄症の治療が思った以上に好成績を挙げ、大動脈瘤手術もステントグラフトが改良を重ねられております。

循環器内科の領域でも虚血性心疾患、不整脈治療でもカテーテルデバイスの改良はめざましいと同時に薬物治療の見直しの方向に向かっています。また、医療全体を見ても、抗体医薬などの免疫療法の発展や遺伝子解析による治療法の選択が大きな流れとなるでしょうし、外科的治療全体が縮小し、限定されたものになっていくように思えます。しかし、いつの時代でも外科治療は無くなるものではなく、より効果的で、より安全で、より低侵襲になる努力は引きつづき必要であり、外科医の果たす役割は依然として大きく、日々の切磋琢磨は欠かせません。

自治医大さいたま医療センターの心臓血管外科では、毎年の手術件数と成績を年報という形でオープンにしてきたと同時に、スタッフの近況と称して、各人の思いや悩めることを文章にしてきました。２００６年の年報14号に掲載された私の「手術中の独り言」を掲載させていただき、次世代の心臓血管外科医への送る言葉といたします。

「手術中の独り言」

心臓外科手術の結果の成否は、８割が手術自体により、術前の診断・検討及び術後の管理は各々１割関与すると考えられてきた。しかし、医療行為は人と人との関係で成り立っており、その結果が悪くともお世話になりましたと感謝されることもあり、逆に結果が良くともなんだかんだと苦情の多さに悩まされることもある。医療行為には適確な判断と治療技術だけでなく、医療者の誠実さ、温かさ、おもいやり、コミュニケイション力もまた要求されている。とはいっても外科医に必須な条件は適確な手術ができることであり、手術に対する想い入れは大きい。どんな職業でも同じだと思うが、仕事（手術）の結果には自分のすべてが出る。相撲取りが良い結果を出す場所は、心・技・体が充実しているとよくいわれる。外科医にとっては、心・技・知（知恵）の充実、バランスが要求される。要求されるレベルが高いだけきびしいが、それだけやりがいのある仕事ともいえる。その手術中に若い外科医に諭すようにいっている私の口ぐせがいくつかあるので書き残しておきたい。

1　術者はオーケストラの指揮者である
　　――その心は　チームの一人一人をどう使いこなし、よいハーモニーを得るかである

気負いのせいか、余裕がないのか、なんでも自分一人でやろうとする術者がいる。手術の結果については、術者が自分で責任をとるのが当たり前だが、術者がやり難い操作は反対側に立つ助手がやりやすい操作であることが多く、無理せず助手の側からやってもらったら良い。一つひとつの操作のみならず、心臓の手術には麻酔医、看護師、臨床工学技士など10人近いチームで行われており、どの部分に不具合が起こっても良い結果が生まれない。手術とは、何百、何千という操作の集合、いわば流れみたいなものである。その流れをどう作り、このチームをどう運用していくかが術者の役割でもあるのだ。

2　術者は孤独
　　――その心は　だから周囲のサポートが必要

術者は患者および家族に対して手術の結果に責任があるだけでなく、手術の結果は自分の技

量の証明であり、心臓血管外科チームの代表として手術をまかされているというプレッシャーを背負っている。このプレッシャーのためピリピリしたり、余裕がなくなったりする。その上、孤独感に襲われると自暴自棄になるおそれさえある。このような場合、手術を手伝う第一助手の役割が重要であり、助手は一生懸命手伝い、サポートし、時には手術操作を一時中断させ、気分を落ち着かせ、雰囲気を変えることが必要となる。最悪の時には術者を交代させる場合もある。術者が糸を結ぶ時には、1、2、3、4と結ぶ回数を周りの人に唱和させ、手術に一体感を持たせ、皆でサポートしているから頑張れよと励ます意味合いにもなっている。個人とチームの微妙な調和である。

3　注意一秒、ケガ一生
　　——その心は　あせらない、かっこうをつけない

外科医なら誰でもスピーディーにかっこうよく手術を仕上げたいと思う。しかし、これにこだわりすぎると安全が損なわれることとなる。とくに見学者が居たり、他人にかっこうよく見せたいと気にすると適当な所で妥協したり、とりかえしのつかない結果ともなる。石橋をたたいて渡るようなヤボをしてでも、安全を優先させ、自分に命を托した患者さんの期待に応えたい。かといって、手術の時間には限りがあるので、スムーズに行くべき所は流れるように、注意が必要な所はちょっと待つといったメリハリが必要である。車の運転と同じである。

4　見えない所に真実がある
　　——その心は　すべてが見えるわけではないよ

手術の多くの操作は目で確かめて、頭で形を構成しながら、手で行うのが基本である。しかし、手前の組織に隠れて見えない部分があったり、奥深く、指の感覚でしか認識できない場所があったり、見えてはいても組織の移行部がはっきりしないことにも、しばしば遭遇する。このような場合には局部だけを見るのではなく、全体像を考え、想像力を働かせ、指の先や、鉗子の先、針先に目をつけるようにして操作せざるを得ない。このような時に「ものは心で見る。肝心なことは目では見えない」と『星の王子さま』のきつねのことばをもじって、想像力を養うこと、手、指先の感覚で覚えることを諭している。

5　人事を尽くし、天命を待つ

——その心は　ベストを尽くし、あとはクヨクヨしない

これは、私が大学入試のできばえに沈んでいた時に母が諭してくれた言葉ですが、同様の意味合いで Do your best, never give up,「天は自ら助くるものを助く」を時々、手術中に発する。患者および家族から託されたことに自分のベストを尽くすことは当然であり、その結果が必ずしも成功といえない場合でも、医療者の誠実さ、努力に対しては、患者の家族は理解をしてくれる場合が多い。医療訴訟が増えているが、医療の現場では医療行為の過程およびその結果は必ずしもパーフェクトに行くわけではないのに、医療裁判になると医療行為の細部にまで渡ってパーフェクトであったと証明せねばならず、つらい消耗戦となるのがなんとも嘆かわしい。

6　自分の親ならどうする

——その心は　親身になって考えなさいよ

医者と患者の関係はパターナリズムから契約関係に変わりつつある。患者および家族にあなたの病気、予後、治療法の種類、手術の適応、手術の内容、成功率、合併症、このセンターでの経験などできるだけ解るようにお話し、あとはあなた方で決めて下さいと言うと「先生や先生の家族ならどうされますか？」と聞いてくる方が多い。医者の方に圧倒的に情報量が多いため、ある意味ではやむを得ないが単純な契約関係にはほど遠いのが現状である。この問いは患者が医療者を信頼し、親身になってくれるのを期待しているのと同時にベストを尽くしてくれれば良いですよというパターナリズムに通ずるものも示唆している。

自分の親ならこの手術をするだろうか？　重篤な合併症を起こし回復が望めない場合にどこまで治療を続けるのか？　悩むことがある。私の父が13年前に92歳で黄色ブドウ球菌の肺炎で最後をこのセンターでお世話になったが、両肺野に広範な肺炎像を認め、抵抗力もないためか治療は難航していた時に、私は内科の主治医に呼吸が止まっても気管挿管などはしなくて結構ですとお話しておいた。しかし、突然の心肺停止にかけつけてくれた医師たちは、心肺蘇生をしてくれ、一週間命を長らえることができた。その時、家族にとっては父の死を受け入れていく心の準備ができて心肺蘇生も良かったと思うが、父本人にとっては苦痛そのもので、居たたまれなかったのを記憶している。自分の親でも治療の選択には悩むものなのに、他人の親ではなおさら判断に迷うことが医療者には多い。しかし常に親身になって考える努力は忘れてはならないと心に言い聞かせている。

だんだん老婆心から道徳的な話になって肩が凝ってしまったと思いますが、手術は肩の力を抜いて自由自在にやって下さい。鬼手仏心です。

＊自治医大さいたま医療センター年報　２００６年14号より転載

凡例

1　本書は、２００ＣＬＵＢ（代表　川副浩平）閉会にあたっての座談会と、メンバーによるエッセイ、及び２００ＣＬＵＢの記録をまとめたものである。

2　表記はできるだけ執筆者の表記に準じたが、分かりやすく、かつ煩雑さを避けるため、左記のようにまとめた。

・編集部註は［　］とし、必要と思われる語句の各篇の初出に付した。

・英文には適時編集部訳を付し、一部は「　」内に記した。

・外国人名はカタカナで表記統一し、必要と思われる箇所には［　］内に、欧文、生没年、補遺を記した。

・医療用語はカタカナ、漢字で表記統一し、ＶＳＤ、ＴＡＶＩなどの略称については、［　］内に日本語での呼称を入れた。

・書名、雑誌名は和洋を問わず『　』、論文タイトルは「　」で統一した。

（Ⅲ　プロフィール内の主要著作の表記は除く）

III

200CLUB全記録

プロフィール・主要著作紹介
心臓外科ライブセミナー全記録1999～2017

＊主要著作は、主な論文・著書の中から、各メンバーの選択により計5点前後を掲載した。

川副浩平 Kohei Kawazoe

1971年奈良県立医科大学医学部卒業。東京女子医科大学心臓血圧研究所外科を経て、78年から国立循環器病センター勤務。92年から岩手医科大学医学部第3外科教授、2003年から06年まで岩手医科大学附属病院長併任。06年、医療法人誠光会草津総合病院院長に就任。08年、聖路加国際病院ハートセンター長兼心臓血管外科特別顧問に就任。12年には三笠宮崇仁親王の手術の執刀医を務めた。13年から、関西医科大学特命教授（附属滝井病院心臓血管病センター長・病院長特別顧問）を務める。18年より関西医科大学附属病院ハートセンター長、附属総合医療センター心臓血管病センター長・病院長特別顧問（兼任）。

我が国の弁膜症外科のオピニオンリーダーとして活躍。重症弁膜症の手術成績の向上に努める一方で、僧帽弁・大動脈弁形成術の普及に尽力してきた。独自に開発した手術に巨大左房縫縮術、大動脈弁輪縫縮術、大動脈二尖弁の三尖化手術などがある。

座右の銘

「希望は強い勇気であり、新たな意志である」 マルティン・ルター

論文

1)Kawazoe K, Beppu S, Takahara Y, et al: Surgical treatment of giant left atrium combined with mitral valve disease. Plication procedure for reduction of compression to the left ventricle, bronchus and pulmonary parenchyma. J Thorac Cardiovasc Surg. 85 (6): 855-892, 1983.

2)Kawazoe K, Eishi K, Sasako Y, et al: Clinical experience of mitral valve reconstruction with artificial chord implantation. Eur J CardioThorac Surg. 6: 297-301, 1992.

3)Kawazoe K, Izumoto H, Tsuboi J, et al: Tricuspidization of incompetent bicuspid aortic valve. J Thorac Cardiovasc Surg. 126 (3): 908-910, 2003.

著書

1)川副浩平編集『図説成人心臓外科――手術を究めるⅠ　大動脈／特殊疾患の外科』
メジカルビュー社　2008年

2)川副浩平編集『図説成人心臓外科――手術を究めるⅡ　弁膜症の外科／冠動脈外科』
メジカルビュー社　2009年

3)川副浩平責任編集『わが国で生まれた心臓血管外科手術　先達の創意工夫に学ぶ』
メジカルビュー社　2013年

大北 裕 Yutaka Okita

1978年神戸大学医学部卒業。天理よろづ相談所病院心臓血管外科勤務。86年、英国国立心臓病院、89年には米国アラバマ大学に留学。93年、国立循環器病センターで心臓血管外科臓器管理室医長を務める。99年に神戸大学医学部教授となる。2015年に日本胸部外科学会理事長就任。16年、神戸大学大学院医学系研究科外科学講座チェアマンに就任。18年より高槻病院心臓・大血管センター長。胸部大動脈を中心に手術成績の向上に努める。ハーバード大学、ポーランドのシレジア ハートセンター、韓国の高麗大学胸部外科でも客員教授を務めた。

論文

1)Okita Y, Ross DN, Matsuki O, Robles A, Franciosi G: Early and late result of aortic root replacement with antibiotic-sterilized aortic homograft. J Thorac Cardiovasc Surg. 95 (4): 696-704, 1988.

2)Okita Y, Miki S, Kusuhara K, Ueda Y, Tahata T, Sakai T: Analysis of left ventricular motion after mitral valve replacement with a technique of preservation of all chordae tendinae. J Thorac Cardiovasc Surg. 104 (3): 786-795, 1992.

3)Ueda Y, Miki S, Kusuhara K, Okita Y, Tahata T, Yamanaka K: Deep hypothermic systemic circulatory arrest and continuous s retrograde cerebral perfusion for surgery of aortic arch aneurysm. Eur J CardioThorac Surg. 6 (1): 36-41, 1992.

4)Okita Y, Miyata H, Motomura N, Takamoto S, Japan Cardiovascular Surgery Database Organization: A study of brain protection during total arch replacement comparing antegrade cerebral perfusion versus hypothermic circulatory arrest, with or without retrograde cerebral perfusion: Analysis based on the Japan Adult Cardiovascular Surgery Database. J Thorac Cardiovasc Surg. 149 (2 Suppl): 65-73, 2015.

5)Miyahara S, Matsueda T, Izawa N, Yamanaka K, Sakamoto T, Nomura Y, Morimoto N, Inoue T, Matsumori M, Okada K, Okita Y: Mid-Term Results of Valve-Sparing Aortic Root Replacement in Patients With Expanded Indications. Ann Thorac Surg. 100 (3): 845-851, 2015.

6)Okita Y, Minakata K, Yasuno S, Uozumi R, Sato T, Ueshima K, Konishi H, Morita N, Harada M, Kobayashi J, Suehiro S, Kawahito K, Okabayashi H, Takanashi S, Ueda Y, Usui A, Imoto K, Tanaka H, Okamura Y, Sakata R, Yaku H, Tanemoto K, Imoto Y, Hashimoto K, Bando K: Optimal timing of surgery for active infective endocarditis with cerebral complications: a Japanese multicentre study. Eur J Cardiothorac Surg. 50 (2): 374-382, 2016.

7)Matsueda T, Ikeno Y, Yokawa K, Koda Y, Henmi S, Inoue T, Tanaka H, Okita Y: One-stage replacement of the aorta from arch to thoracoabdominal region. J Thorac Cardiovasc Surg. 155 (2): 498-504, 2018.

8)Yamazato T, Nakamura T, Abe N, Yokawa K, Ikeno Y, Koda Y, Henmi S, Nakai H, Gotake Y, Matsueda T, Inoue T, Tanaka H, Kakeji Y, Okita Y: Surgical strategy for the treatment of aortoesophageal fistula. J Thorac Cardiovasc Surg. 155 (1): 32-40, 2018.

岡林 均 Hitoshi Okabayashi

1976年京都大学医学部卒業。公立小浜病院、国立姫路病院、財団法人倉敷中央病院を経て86年から京都大学医学部附属病院で勤務。91年から社会保険小倉記念病院心臓血管外科で主任部長、心臓病センター長、副院長を、2006年から岩手医科大学附属病院心臓血管外科で教授、附属病院循環器医療センター長、附属病院副院長を務める。17年から東京医科大学心臓血管外科兼任教授。18年から公益財団法人田附興風会医学研究所　北野病院心臓血管外科スーパーバイザー、三菱京都病院心臓病センター長兼務。

低侵襲手術をテーマとし、安全な常温体外循環法の確立、安全な中等度低体温循環停止下の弓部大動脈全置換術の確立、心房細動に対する手術の洞結節機能の重要性に関する研究を行っている。

論文

1)Soga Y, Okabayashi H, Arai Y, Nomoto T, Nakano J, Matsuo T, Hanyu M: Up to 6-year follow-up after pulmonary vein isolation for persistent/permanent atrial fibrillation: Importance of sinus node function. J Thoracic Cardiovasc Surg. 141 (6): 1455-1460, 2011.

2)Nakano J, Okabayashi H, Noma H, Sato T, Sakata R: Early angiographic evaluation after off-pump coronary artery bypass grafting. J Thorac Cardiovasc Surg. 146 (5): 1119-1125, 2013.

3)Kin H, Yoshioka K, Kawazoe K, Mukaida M, Kamada T, Mitsunaga Y, Ikai A, Okabayashi H: Management of infectious endocarditis with mycotic aneurysm evaluated by brain magnetic resonance imaging. Eur J Cardiothorac Surg. 44 (5): 924-930, 2013.

4)Nakano J, Okabayashi H, Noma H, Sato T, Sakata R: The impact of incomplete revascularization and angiographic patency on midterm results after off-pump coronary artery bypass grafting. J Thorac Cardiovasc Surg. 147 (4): 1225-1232, 2014.

著書

岡林均「外傷性大動脈弁逆流に対する弁形成術」
國原孝・高梨秀一郎編『大動脈弁形成術のすべて』P.141-144所収　文光堂　2015年

荻野 均 Hitoshi Ogino

1982年広島大学医学部卒業。神戸市立中央市民病院、京都大学医学部附属病院、武田病院を経て92年より英国ヘアフィールド病院に留学。94年より天理よろづ相談所病院、2000年より国立循環器病研究センター勤務。11年より東京医科大学外科学第二講座(心臓血管外科)主任教授。

補助心臓や心筋保護の研究に加え、全弓部置換における逆行性脳灌流、ステップワイズ吻合、腋窩動脈灌流の有効性や中等度低体温手術の安全性について研究。自己弁温存基部置換用シミュレーターサイザーの開発に携わる。

論文

1)Ogino H, Smolenski RT, Zych M, Seymour AM, Yacoub MH: Influence of preconditioning on rat heart subjected to prolonged cardioplegic arrest. Ann Thorac Surg. 62 (2): 469-474, 1996.

2)Ogino H, Miki S, Ueda Y, Tahata T, Morioka K, Sakai T, Matsubayashi K, Matumura M: Surgical management of aortic regurgitation associated with ventricular septal defect. J Heart Valve Dis. 6 (2): 174-178, 1997.

3)Ogino H, Sasaki H, Minatoya K, Matsuda H, Yamada N, Kitamura S: Combined use of Adamkiewicz artery demonstration and motor-evoked potentials in descending and thoracoabdominal repair. Ann Thorac Surg. 82 (2): 592-596, 2006.

4)Ogino H, Ando M, Matsuda H, Minatoya K, Sasaki H, Nakanishi N, Kyotani S, Imanaka H, Kitamura S: Japanese single-center experience of surgery for chronic thromboembolic pulmonary hypertension. Ann Thorac Surg. 82 (2): 630-636, 2006.

5)Ogino H, Sasaki H, Minatoya K, Matsuda H, Tanaka H, Watanuki H, Ando M, Kitamura S: Evolving arch surgery using integrated antegrade selective cerebral perfusion: impact of axillary artery perfusion. J Thorac Cardiovasc Surg. 136 (3): 641-648, 2008.

6)Ogino H, Matsuda H, Minatoya K, Sasaki H, Tanaka H, Matsumura Y, Ishibashi-Ueda H, Kobayashi J, Yagihara T, Kitamura S: Overview of late outcome of medical and surgical treatment for Takayasu arteritis. Circulation. 118 (25): 2738-2747, 2008.

角 秀秋 Hideaki Kado

1977年九州大学医学部卒。同大勤務を経て、80年より福岡市立こども病院勤務。86年より同病院心臓血管外科部長。99年より九州大学臨床教授兼務。2011年より福岡市立こども病院副院長。日本小児循環器学会副理事長（08年～16年）、第47回日本小児循環器学会会長（2011年福岡市）。

独自に開発した手術に、新生児大動脈弓再建における下行大動脈送血法、小児僧帽弁に対する新しい人工腱索再建法、BWG症候群におけるSpiral Cuff法を用いた冠動脈再建法などがある。また、Fontan手術のゴアテックス心外導管法を本邦で初めて導入し、94年以降650例の実績がある。

座右の銘

「日々新たなり」

論 文

1)Yasui H, Kado H, et al: Primary repair of interrupted aortic arch and severe aortic stenosis in neonates. J Thorac Cardiovasc Surg. 93 (4): 539-545, 1987.

2)Oda S, Nakano T, Tatewaki H, Hinokiyama K, Machida D, Kado H.: A 17-year experience with mitral valve repair with artificial chordae in infants and children. Eur J Cardiothorac Surg. 44(1):e40-5, 2013.

3)Nakano T, Kado H, et al: Results of extracardiac conduit total cavopulmonary connection in 500 patients. Eur J Cardiothorac Surg. 48 (6): 825-832, 2015.

4)Sugiura J, Nakano T, Kado H.: Left Ventricular Outflow Tract Obstruction in Aortic Arch Anomalies With Ventricular Septal Defect.　Ann Thorac Surg.;101(6):2302-8, 2016.

著 書

1)安井久喬、角秀秋、益田宗孝『先天性心疾患手術書』メジカルビュー社　2003年

2)高本眞一監修・角秀秋編集『小児心臓外科の要点と盲点(心臓外科 Knack & Pitfalls)』文光堂　2006年

3)Yasui H, Kado H, Masuda M (ed.), Cardiovascular Surgery for Congenital Heart Disease, Springer, 2009.

小宮達彦　Tatsuhiko Komiya

1984年京都大学医学部卒業。85年より倉敷中央病院心臓血管外科で勤務。90年、フランスのマリー・ラングロング病院に留学。96年、倉敷中央病院心臓血管外科部長に就任し、現在に至る。同病院心臓病センター心臓血管外科副センター長（兼任）。

成人心臓血管手術の全領域に従事してきたが、近年は弁形成術（特に大動脈弁）に重点をおいている。また、2017年からは3D内視鏡を用いた完全内視鏡手術の確立に取り組んでいる。

論文

1)Komiya T: Introduction of cardiac surgery residency program at an earlier stage in surgical training. Gen Thorac Cardiovasc Surg. 61 (12): 694-698, 2013.

2)Komiya T: Aortic valve repair update. Gen Thorac Cardiovasc Surg. 63 (6): 309-319, 2015.

3)Komiya T, Ueno G, Kadota K, Mitsudo K, Okabayashi H, Nishiwaki N, Hanyu M, Kimura T, Tanaka S, Marui A, Sakata R, the CREDO-Kyoto Investigators: An optimal strategy for coronary revascularization in patients with severe renal dysfunction. Eur J Cardiothorac Surg. 48 (2): 293-300, 2015.

著書

1)小宮達彦『とことんやさしい！　心臓外科手術の術後ケア』メディカ出版　2012年

2)小宮達彦「大動脈弁形成術の適応と禁忌」
　國原孝・高梨秀一郎編『大動脈弁形成術のすべて』P.23-26所収　文光堂　2015年

3)磯村正、小宮達彦、國原孝『心臓弁形成手術書［Web動画付］スペシャリストのコツ、技とキレ』南江堂　2017年

坂田隆造 Ryuzo Sakata

1975年京都大学医学部卒業。健康保険滋賀病院、社会保険小倉記念病院を経て、82年よりフランスのレジデンス・デュ・パルク病院、ポルト・ド・ショワジー外科医療センターに留学。小倉記念病院心臓血管外科医長、熊本中央病院心臓血管外科医長を経て、2000年鹿児島大学医学部教授となる。08年京都大学医学部心臓血管外科教授に、11年同病院副院長、日本胸部外科学会理事長に就任。15年神戸市立医療センター中央市民病院院長、18年大阪赤十字病院院長に就任。京都大学名誉教授。

論文

1)Sakata R, Lecompte Y, Batisse A, Borromee L.: Anatomic repair of anomalies of ventriculoarterial connection associated with ventricular septal defect. J Thorac Cardiovasc Surg. 95 (1): 90-95, 1988.

2)Ura M, Sakata R, Nakayama Y, Arai Y, Oshima S, Noda K: Analysis by early angiography of right internal thoracic artery grafting via the transverse sinus: predictors of graft failure. Circulation. 101 (6): 640-646, 2000.

3)Minakata K, Yamazaki K, Miwa S, Funamoto M, Kumagai M, Marui A, Sakata R: Ventricular Approach for Functional Mitral Regurgitation in Cardiomyopathy. World Journal of Cardiovascular Surgery. 3 (1): 8-14, 2013.

4)Minakata K, Tanaka S, Okawa Y, Shimamoto M, Kaneko T, Takahara Y, Yaku H, Yamanaka K, Usui A, Tamura N, Sakata R: Long-term outcome of the carpentier-edwards pericardial valve in the aortic position in Japanese patients. Circulation Journal. 78 (4): 882-889, 2014.

5)Kawatou M, Masumoto H, Fukushima H, Morinaga G, Sakata R, Ashihara T, Yamashita J.K. Modelling Torsade de Pointes arrhythmias in vitro in 3D human iPS cell-engineered heart tissue. Nat Commun. 8: 1078, 2017.

坂本喜三郎 Kisaburo Sakamoto

1985年京都大学医学部卒業。87年より静岡県立こども病院勤務。95年よりフランスのストラスブール大学ルイ・パスツール病院心臓血管外科部門に、97年よりパリ南大学マリー・ランロン病院小児心臓血管外科部門にそれぞれにChef de cliniqueとして留学。同年9月から静岡県立こども病院に戻り、98年より心臓血管外科科長、2007年より副院長兼循環器センター長、17年に院長に就任、現在に至る。

「元気にしてあげられなかった子供を元気にできる手術」をテーマに、無脾症候群など重症複雑心疾患に取り組み、Intra-Pulminary-Artery Septationなどの新術式を開発。現在も小児の弁形成、特に大動脈と単心室の共通房室弁の術式確立に取り組んでいる。

論文

1)Sakamoto K, Ikai A, Fujimoto Y, Ota N: Novel surgical approach 'intrapulmonary-artery septation' for Fontan candidates with unilateral pulmonary arterial hypoplasia or pulmonary venous obstruction. Interact Cardiovasc Thorac Surg. 6 (2): 150-154, 2007.

2)Nakata T, Fujimoto Y, Hirose K, Sakamoto K: Right atrial isomerism with infracardiac total anomalous pulmonary venous connection complicated by hiatal hernia. Eur J Cardiothorac Surg. 34 (2): 460-462, 2008.

3)Nakata T, Fujimoto Y, Hirose K, Tosaka Y, Ide Y, Tachi M, Sakamoto K: Atrioventricular valve repair in patients with functional single ventricle. J Thorac Cardiovasc Surg. 140 (3): 514-521, 2010.

4)Ota N, Fujimoto Y, Murata M, Tosaka Y, Ide Y, Tachi M, Ito H, Sugimoto A, Sakamoto K: Improving outcomes of the surgical management of right atrial isomerism. Ann Thorac Surg. 93 (3): 832-838, discussion 838-839, 2012.

5)Sakamoto K, Ota N, Fujimoto Y, Murata M, Ide Y, Tachi M, Ito H, Kanno K, Ogawa H, Fujita T: Primary Central Pulmonary Artery Plasty for Single Ventricle With Ductal-Associated Pulmonary Artery Coarctation. Ann Thorac Surg. 98 (3): 919-926, 2014.

6)Tachi M, Murata M, Ide Y, Ito H, Kanno K, Imai K, Sakamoto K: Efficacy of the 'intrapulmonary-artery septation' surgical approach for Fontan candidates with unilateral pulmonary arterial hypoplasia. Eur J Cardiothorac Surg. 49 (1): 183-187, 2016.

佐野俊二 Shunji Sano

1977年岡山大学医学部卒業。82年大学院卒業後、兵庫県立尼崎病院心臓血管外科で研修。85年からニュージーランドのオークランド大学附属グリーンレーン病院、87年よりオーストラリアのメルボルン王立小児病院にて研修。88年よりConsultant surgeon（オーストラリアで日本人初の准教授）。93年、岡山大学心臓血管外科の教授となる。2002年に同大学医学部附属病院副病院長に就任。15年12月、カリフォルニア大学サンフランシスコ校（UCSF）小児心臓胸部外科教授に就任、現在に至る。

論文

1)Ishino K, Kawada M, Irie H, Kino K, Sano S: Single-stage repair of aortic coarctation with ventricular septal defect using isolated cerebral and myocardial perfusion. Eur J Cardiothorac Surg. 17 (5): 538-542, 2000.

2)Sano S, Ishino K, Kawada M, Kawada M, Kasahara S, Kohmoto T, Takeuchi M, Ohtsuki S: Total right ventricular exclusion procedure: An operation for isolated congestive right ventricular failure. J Thorac Cardiovasc Surg. 123 (4): 640-647, 2002.

3)Sano S, Ishino K, Kawada M, Arai S, Kasahara S, Asai T, Masuda Z, Takeuchi M, Ohtsuki S: Right ventricle-pulmonary artery shunt in first-stage palliation of hypoplastic left heart syndrome. J Thorac Cardiovasc Surg. 126 (2): 504-509, 2003.

4)Sano S, Ishino K, Kado H, Shiokawa K, Yokota M, Kawada M: Outcome of Right Ventricle-to-Pulmonary Artery Shunt in First-Stage Palliation of Hypoplastic Left Heart Syndrome: A Multi-Institutional Study. Ann Thorac Surg. 78 (6): 1951-1958, 2004.

5)Tarui S, Ishigami S, Ousaka D, Kasahara S, Ohtsuki S, Sano S, Oh H: Transcoronary infusion of cardiac progenitor cells in hypoplastic left heart syndrome: Three-year follow-up of the Transcoronary Infusion of Cardiac Progenitor Cells in Patients with Single-Ventricle Physiology (TICAP) trial. J Thorac Cardiovasc Surg. 150 (5): 1198-1207, 2015.

高梨秀一郎 Shuichiro Takanashi

1984年愛媛大学医学部医学科卒業。兵庫医科大学、関西労災病院、財団法人心臓血管研究所付属病院を経て、99年から大阪市立総合医療センター心臓血管外科副部長、2001年から三記東鳳新東京病院心臓血管外科部長を務める。04年、榊原記念病院心臓血管外科部長、06年には同病院主任部長、12年には副院長兼心臓血管外科主任部長に就任し、現在に至る。09年より帝京大学医学部心臓血管外科講座特任教授、15年より慶應義塾大学医学部客員教授を務める。

論文

1)Takanashi S, Fukui T, Hosoda Y, Shimizu Y: Off-Pump Long Onlay Bypass Grafting Using Left Internal Mammary for Diffusely Diseased Coronary Artery. Ann Thorac Surg. 76 (2): 635-637, 2003.

2)Takanashi S, Fukui T, Yamamoto S, Hosoda Y: Off Pump Long-Onlay-Patch Angioplasty to the LAD Using the Left Internal Mammary Artery. Heart Surg Forum 6(5): 380-1, 2003.

3)Takanashi S, Fukui T, Miyamoto Y : Coronary endarterectomy in the left anterior descending artery. J Cardiol 52(3): 261-8, 2008.

著書

1)高梨秀一郎「急性冠症候群に対する緊急冠動脈バイパス術」
　木村一雄・土師一夫編集『新・心臓病診療プラクティス (5) 冠動脈疾患を診る』P.106-109所収
　文光堂　2005年

2)高梨秀一郎「冠動脈外科の要点と盲点」
　高本眞一監修・坂田隆造編集『冠動脈外科の要点と盲点(心臓外科Knack & Pitfalls)』第2版　P.175所収
　文光堂　2012年

3)高梨秀一郎・國原孝編集『大動脈弁形成術のすべて』文光堂　2015年

4)高梨秀一郎・坂東興　専門編集『心臓血管外科手術エクセレンス2　弁膜症の手術』中山書店　2018年

高橋幸宏 Yukihiro Takahashi

1981年熊本大学医学部卒業。研修医コース終了後、一貫して、榊原記念病院にて小児の心臓血管外科で研鑽を積む。98年榊原記念病院心臓血管外科部長、2003年同主任部長、06年より副院長兼心臓血管外科小児主任部長を務める。
小児開心術における人工心肺関連機器の開発や、新たなコンセプトを有する体外循環技術を確立。また、手術チームの育成や、手術時間の短縮を含めて小児開心術の総合的低侵襲化に力を注ぐ。

論文

1)Takahashi Y: Two Rare Cases of Anomalous Veins. (1) Left hepatic vein opening to the right atrium, (2) Three left pulmonary veins opening to the left atrium. Okajimas Folia Anatomica Japonica. 58 (4-6): 875-881, 1982.

2)佐野俊二、角秀秋、坂本喜三郎、高橋幸宏「小児心臓外科をとりまく現状と、今後構築されるべきシステムとは?」Cardiovascular Surgeon Panel Discussion 静岡　2000年

3)岸本英文、麻生俊英、佐野俊二、角秀秋、坂本喜三郎、高橋幸宏「次世代の小児心臓外科医を育てる」Cardiovascular Surgeon Panel Discussion 静岡　2004年

4)Takahashi Y: Modified Konno procedure: surgical management of tunnel-like left ventricular outflow tract stenosis. Gen Thorac Cardiovasc Surg. 62 (1): 3-8, 2014.

5)高橋幸宏「心臓手術と日本の心」『循環器内科』75 (1): 132-134, 2014.

田嶋一喜 Kazuyoshi Tajima

1980年名古屋大学医学部卒業。国立循環器病センター、名古屋大学に勤務。この間英国ヘアフィールド病院にて心臓移植の研鑽を積む。92年より名古屋第二赤十字病院勤務。94年より同病院心臓外科部長を務める。現在、名古屋第二赤十字病院副院長(兼任)。
透析症例の心臓手術を数多く手がけ、上行大動脈高度石灰化例に対する短時間循環停止下大動脈遮断法(TCA-clamp)を確立。また僧帽弁輪高度石灰化(MAC)症例に対するCUSA使用単純郭清術式も開発した。

論文

1)田嶋一喜、川村光生、日比道昭、岡本光弘、伊藤修、村上喜正、阿部稔雄「開心術におけるGVHDと使用保存血のリンパ球 blastogenesis との関係」『日本外科学会雑誌』91 (11): 1736-1739, 1990.

2)Tajima K, Yamamoto F, Kawazoe K, Nakatani I, Sakai H, Abe T, Kawashima Y: Cardiopulmonary bypass and cellular immunity: Changes in lymphocyte subsets and natural killer cell activity. Ann Thorac Surg. 55 (3): 625-630, 1993.

3)田嶋一喜「ACSに対する治療戦略と外科治療成績」『日本冠疾患学会雑誌』18 (2): 157-162, 2012.

4)Tajima K: Bad aorta. Gen Thorac Cardiovasc Surg. 62 (5): 273-281, 2014.

5)田嶋一喜「慢性透析患者に対するCABGの遠隔予後」『日本冠疾患学会雑誌』21 (1): 74-77, 2015.

松居喜郎 Yoshiro Matsui

1980年北海道大学医学部卒業。1985年、パリ第12大学附属アンリ・モンドール病院に留学。92年米国メイヨークリニックに文部省在外研究員として留学。2000年より、NTT東日本札幌病院で心臓血管外科部長を、04年より東京池上総合病院ハートセンター長を務める。06年、北海道大学に教授として戻る。現在、北海道大学大学院医学研究院　循環器・呼吸器外科教授。
独自に開発した術式として、新しい左室形成術であるオーバーラッピング手術、僧帽弁複合体形成術がある。

論文

1)Matsui Y, Goh K, Shiiya N, Murashita T, Miyama M, Oba J, Goda T, Sakuma M, Yasuda K, Tanabe T: Clinical application of evoked spinal cord potentials elicited by direct stimulation of the cord during temporary occlusion of thoracic aorta. J Thorac Cardiovas Surg. 107 (6): 1519-1527, 1994.

2)Matsui Y, Fukada Y, Naito Y, Sasaki S: Integrated overlapping ventriculoplasty combined with papillary muscles plication for severely dilated heart failure. J Thorac Cardiovasc Surg. 127 (4): 1221-1223, 2004.

3)Matsui Y, Suto Y, Shimura S, Fukada Y, Naito Y, Sasaki S, Yasuda K: Impact of papillary muscles approximation on the adequacy of mitral coaptation in functional mitral regurgitation due to dilated cardiomyopathy. Ann Thorac Cardiovasc Surg. 11 (3): 164-171, 2005.

4)Matsui Y, Kubota S, Sugiki H, Wakasa S, Ooka T, Tachibana T, Sasaki S: Measured Tube Technique for Ensuring the Correct Length of Slippery Artificial Chordae in Mitral Valvuloplasty. Ann Thorac Surg. 92 (3): 1132-1134, 2011.

著書

松居喜郎「左室減容術」
　吉川純一監修、伊藤浩・高梨秀一郎・松宮護郎・渡辺弘之・大門雅夫編集
　『今日の心臓手術の適応と至適時期』P.347-354所収　文光堂　2011年

夜久 均 Hitoshi Yaku

1982年京都府立医科大学卒業。国立循環器病センター、90年から米国ヴァーモント大学医学部心臓病学研究員、豪州セント・ヴィンセント病院、セント・ジョージ病院、ロイヤル・アレキサンドラ子供病院を経て、97年より京都府立医科大学勤務。2004年より京都府立医科大学外科学教室　心臓血管・小児心臓血管外科学部門教授。
虚血性心疾患に対する外科治療をテーマとし、日本におけるOff-Pump CABG（OPCAB）の普及に貢献。また、左心形成術ELIETを開発した。

座右の銘

「Where there's a will, there's a way.」

論文

1)Doi K, Yaku H: Importance of cerebral artery risk evaluation before off-pump coronary artery bypass grafting to avoid perioperative stroke. Eur J Cardiothorac Surg. 38 (5): 568-572, 2010.

2)Doi K, Yamano T, Ohira S, Yamazaki S, Numata S, Yaku H: Annuloplasty Ring Size Determines Exercise-Induced Mitral Stenosis Severity after Valve Repair. J Heart Valve Dis. 24 (6): 744-751, 2015.

3)Yamazaki S, Doi K, Numata S, Itatani K, Kawajiri H, Morimoto K, Manabe K, Ikemoto K, Yaku H: Ventricular volume and myocardial viability, evaluated using cardiac magnetic resonance imaging, affect long-term results after surgical ventricular reconstruction. Eur J Cardiothorac Surg. 50 (4): 704-712, 2016.

4)Yaku H, Ohira S, Yamazaki S, Doi K, Kawajiri H, Moromoto K, Numata S: Endocardial linear infarct exclusion technique for infarcted lateral wall. Interact Cardiovasc Thorac Surg. 24 (3): 460-461, 2017.

5)Ohira S, Yamazaki S, Numata S, Kawajiri H, Morimto K, Doi K, Yaku H: Ten-year experience of endocardial linear infarct exclusion technique for ischaemic cardiomyopathy. Eur J Cardiothorac Surg. 2017 Sep 25. doi: 10.1093/ejcts/ezx343.

6)Yamazaki S, Numata S, Inoue T, Itatani K, Morimoto K, Ohira S, Manabe K, Yokota I, Yaku H: Impact of right ventricular volume and function evaluated using cardiovascular magnetic resonance imaging on outcomes after surgical ventricular reconstruction. Eur J Cardiothorac Surg. 2018 May 17. doi: 10.1093/ejcts/ezy189.

井野隆史 Takashi Ino

1969年東京大学医学部卒業。カリフォルニア大学アーバイン校留学を経て、78年三井記念病院循環器外科科長に就任。89年自治医科大学附属大宮医療センター心臓血管外科教授となり、2003年より同大附属さいたま医療センター副センター長、11年よりさいたま市民医療センター病院長を務める。08年より自治医科大学附属さいたま医療センター名誉教授。16年より東京北医療センター介護老人保健施設さくらの杜施設長。

1980年代までは致死的合併症であった「術後紅皮症」の実態は「輸血後GVHD」だと解明されていく過程に参画。その予防策である輸血照射の普及にもつとめる。

論文

1)Ino T, Wakabayashi A, Guilmette JE Jr, Shinto RA, Connolly JE: Effect of Hypothermic Anoxic Cardioplegia on Myocardial Contractility. Ann Thorac Surg. 22 (5): 424-428, 1976.

2)井野隆史、長谷川嗣夫「心臓局所冷却法による心筋保護の研究」
『日本胸部外科学会雑誌』26 (8): 954-963, 1978.

3)Ino T, Wanibuchi Y, Furuta S: Prolonged Veno-Arterial Bypass with Membrane Oxygenator for Profound Cardiogenic Shock Following Cardiac Surgery Experience in 13 Cases. Japanese Circulation Journal. 48 (3): 295-301, 1984.

4)井野隆史、安達秀雄、鰐渕康彦、古田昭一、高梨利一郎、島峰徹郎、村中正治「開心術後の再生不良性貧血様劇症病変」『日本胸部外科学会雑誌』33 (7): 1043-1050, 1985.

5)井野隆史「冠動脈バイパス術の適応と最近の知見」『現代医療』22 (6): 109-113, 1990.

心臓外科ライブセミナー全記録 1999-2017

＊表記は開催当時の告知に準じた。施設名、肩書は当時のもの。
＊当プロジェクトは、SFCS（Summer Forum of Cardiac Surgeons）主催のビデオセッション（全2回）として開始され、3回目より200CLUB主催となり計16回開催された。

SFCS（Summer Forum of Cardiac Surgeons）主催

第1回 Summer Forum of Cardiac Surgeons

1999年8月21日／会場：盛岡繋温泉　ホテル大観

ビデオセッション 1　座長：島本光臣（静岡市立静岡病院）

off pump CABG正中切開多枝バイパスでの工夫　術者 **天野 篤**（新東京病院）

ビデオセッション 2　座長：天野 篤（新東京病院）

石灰化大動脈弁切除の工夫　術者 **井野隆史**（自治医科大学附属大宮医療センター）

ビデオセッション 3　座長：井野隆史（自治医科大学附属大宮医療センター）

胸部大動脈瘤2例　術者 **大庭 治**（広島市民病院）

ビデオセッション 4　座長：大庭 治（広島市民病院）

高度石灰化大動脈病変を有する
大動脈弁疾患に対する外科治療　術者 **岡林 均**（小倉記念病院）

ビデオセッション 5　座長：岡林 均（小倉記念病院）

高度石灰化僧帽弁輪への人工弁移植の工夫　術者 **川副浩平**（岩手医科大学）

ビデオセッション 6　座長：川副浩平（岩手医科大学）

AVR術後のStanford A型解離大動脈瘤
に対する上行弓部置換術　術者 **坂田隆造**（熊本中央病院）

ビデオセッション 7　座長：坂田隆造（熊本中央病院）

TGA・Jatene手術について　術者 **佐野俊二**（岡山大学）

ビデオセッション 8　座長：佐野俊二（岡山大学）

ベーチェット病の大動脈基部再建術　術者 **島本光臣**（静岡市立静岡病院）

第2回 Summer Forum of Cardiac Surgeons

2000年8月19日／会場：軽井沢千ヶ滝温泉ホテル

第1部　座長：岡林 均（小倉記念病院）

ビデオセッション 1

成人先天性心疾患の外科治療　術者 **佐野俊二**（岡山大学）

ビデオセッション 2

ハーモニックスカルペルの心臓手術への応用　術者 **天野 篤**（新東京病院）

ビデオセッション 3

Auto transplant法による心腫瘍手術　術者 **島本光臣**（静岡市立静岡病院）

ビデオセッション 4

大動脈基部再建術　術者 **川副浩平**（岩手医科大学）

第2部　座長：天野 篤（新東京病院）

ビデオセッション 5

大動脈弁疾患を伴った僧帽弁手術　術者 **大庭 治**（広島市民病院）

ビデオセッション 6

僧帽弁輪石灰化除去を同時に施行した僧帽弁手術　術者 **岡林 均**（小倉記念病院）

ビデオセッション 7

乳頭筋のアンバランスによると思われる
前尖RCTの僧帽弁形成術　術者 **井野隆史**（自治医科大学附属大宮医療センター）

ビデオセッション 8

CABG術後のグラフト閉塞、虚血性MR、
上行解離に対する再手術の一例　術者 **坂田隆造**（熊本中央病院）

200CLUB　主催

第1回 心臓外科ライブセミナー

2001年8月24日／会場：岩手医科大学附属循環器医療センター

弁形成術——STATE OF THE ART　総合司会：石原和明（岩手医科大学）

ライブ 1　進行･司会：井野隆史（自治医科大学附属大宮医療センター）

僧帽弁形成術　術者 **川副浩平**（岩手医科大学）

ライブ 2　進行･司会：坂田隆造（鹿児島大学）

大動脈弁形成術　術者 **川副浩平**（岩手医科大学）

第2回 心臓外科ライブセミナー

2002年8月22日･23日

<22日>　会場：岩手医科大学附属循環器医療センター
総合司会：井野隆史（自治医科大学附属大宮医療センター）

ライブ 1　コメンテーター：島本光臣（静岡市立静岡病院）

僧帽弁形成術　術者 **川副浩平**（岩手医科大学）

ライブ 2

OP-CAB　※国立循環器病センターから中継

ライブ 3　コメンテーター：山本文雄（秋田大学）

左心低形成症候群に対するNorwood手術　術者 **佐野俊二**（岡山大学）

ライブ 4　コメンテーター：大北 裕（神戸大学）

大動脈基部再建術　術者 **川副浩平**（岩手医科大学）

ライブ 5　コメンテーター：許 俊鋭（埼玉医科大学）

OP-CAB　術者 **岡林 均**（小倉記念病院）

<23日>　会場：盛岡グランドホテル

イブニングシンポジウム

第3回 心臓外科ライブセミナー

2003年8月28日・29日／会場：岩手医科大学附属循環器医療センター

<28日>

特別講演 座長：佐野俊二（岡山大学）

Mitral valve anatomy and pathology with emphasis on MV prolapse 演者 **Anton E. Becker**（アムステルダム大学）

ライブ1 司会：井野隆史（自治医科大学附属大宮医療センター）

再僧帽弁形成術 術者 **川副浩平**（岩手医科大学）

ライブ2 司会：坂田隆造（鹿児島大学）

弓部置換術 術者 **大北 裕**（神戸大学）

<29日>

ライブ1 司会：岡林 均（小倉記念病院）

冠動脈バイパス術＋僧帽弁形成術 術者 **天野 篤**（順天堂大学）

ライブ2 司会：高橋幸宏（榊原記念病院）

Glenn手術 術者 **角 秀秋**（福岡市立こども病院）

第4回 心臓外科ライブセミナー

2004年8月19日・20日／会場：岩手医科大学附属循環器医療センター

<19日>

ライブ1 コメンテーター：井野隆史（自治医科大学附属大宮医療センター）

大動脈弁形成術（Tricuspidization of bicuspid aortic valve）＋Yacoub手術＋僧帽弁形成術 術者 **川副浩平**（岩手医科大学附属循環器医療センター）

ライブ2 コメンテーター：佐野俊二（岡山大学）

心室中隔欠損閉鎖術 術者 **高橋幸宏**（榊原記念病院）

ライブ3

Dor手術 ※国立循環器病センターから中継

<20日>

ライブ1 コメンテーター：岡林 均（小倉記念病院）

僧帽弁形成術 術者 **坂田隆造**（鹿児島大学）

ライブ2 コメンテーター：天野 篤（順天堂大学）

Off Pump CABG 術者 **渡辺 剛**（金沢大学）

第5回 心臓外科ライブセミナー

2005年8月18日・19日／会場：岩手医科大学附属循環器医療センター

<18日>　総合司会：石原和明（岩手医科大学）

ブリーフレクチャー1

左心低形成に対する治療戦略　演者 **佐野俊二**（岡山大学）

ライブ 1　座長：天野 篤（順天堂大学）　コメンテーター：高橋幸宏（榊原記念病院）

大動脈弁形成術　術者 **川副浩平**（岩手医科大学）

ライブ 2　座長：天野 篤（順天堂大学）　コメンテーター：角 秀秋（福岡市立こども病院）

心房中隔形成術:心房中隔欠損症（静脈洞型）
＋部分肺静脈還流異常　術者 **坂本喜三郎**（静岡県立こども病院）

<19日>　総合司会：石原和明（岩手医科大学）

ブリーフレクチャー2

Ischemic MR　演者 **坂田隆造**（鹿児島大学）

ライブ 1　座長：井野隆史（自治医科大学附属大宮医療センター）　コメンテーター：中島隆之（岩手医科大学）

下行置換術（肋間動脈再建を含む）　術者 **大北 裕**（神戸大学）

ライブ 2　座長：井野隆史（自治医科大学附属大宮医療センター）　コメンテーター：渡辺 剛（金沢大学）

透析患者の冠動脈バイパス術及び僧帽弁形成術　術者 **岡林 均**（小倉記念病院）

第6回 心臓外科ライブセミナー

2007年8月23日・24日／会場：岩手医科大学附属循環器医療センター

<23日>

ライブ1

僧帽弁形成術 術者 **岡林 均**（岩手医科大学）

ライブ2

Rastelli 術者 **角 秀秋**（福岡市立こども病院）

レクチャー1

CHD 演者 **佐野俊二**（岡山大学）

レクチャー2

CABG 演者 **高梨秀一郎**（榊原記念病院）

レクチャー3

弁輪の取り扱い方 演者 **川副浩平**（草津総合病院）

ウエットラボ

指導 **全員**

<24日>

ライブ1

僧帽弁形成術 術者 **坂田隆造**（鹿児島大学）

ライブ2

弓部全置換術 術者 **大北 裕**（神戸大学）

レクチャー1

CTによる画像診断 演者 **吉岡邦浩**（岩手医科大学）

レクチャー2

大動脈瘤 演者 **荻野 均**（国立循環器病センター）

第7回 心臓外科ライブセミナー

2008年8月21日・22日／会場：岩手医科大学附属循環器医療センター

<21日>

ライブ 1

僧帽弁形成術　術者 **岡林 均**（岩手医科大学）

ライブ 2

Redo TCPC　術者 **佐野俊二**（岡山大学）

ウエットラボ

指導 **全員**

<22日>

ビデオシンポジウム

胸腹部大動脈瘤　シンポジスト **大北 裕**（神戸大学）
安達秀雄（自治医科大学附属さいたま医療センター）
荻野 均（国立循環器病センター）

ライブ 1

AVR+上行置換術　術者 **小宮達彦**（倉敷中央病院）

ライブ 2

OPCAB　術者 **高梨秀一郎**（榊原記念病院）

第8回 心臓外科ライブセミナー

2009年8月20日・21日／会場：岩手医科大学附属循環器医療センター

<20日>

レクチャー 1 司会：川副浩平（聖路加国際病院）

大動脈石灰化処理 演者 **田嶋一喜**（名古屋第二赤十字病院）

レクチャー 2 司会：川副浩平（聖路加国際病院）

左室形成術 演者 **坂田隆造**（鹿児島大学）

ライブ 1 コメンテーター：小宮達彦（倉敷中央病院）

MVP+ PV Isolation 術者 **岡林 均**（岩手医科大学）

ライブ 2 コメンテーター：坂本喜三郎（静岡県立こども病院）

心室中隔欠損症修復術 術者 **高橋幸宏**（榊原記念病院）

ウエットラボ

指導 **全員**

<21日>

レクチャー

自己大動脈弁温存術式 演者 **荻野 均**（国立循環器病センター）

ビデオシンポジウム 座長：佐野俊二（岡山大学）

Ross手術 シンポジスト **角 秀秋**（福岡市立こども病院）
高橋幸宏（榊原記念病院）
坂本喜三郎（静岡県立こども病院）

ライブ 1 コメンテーター：荻野 均（国立循環器病センター）

DAVID手術 術者 **大北 裕**（神戸大学）

ライブ 2 コメンテーター：高梨秀一郎（榊原記念病院）

CABG+僧帽弁形成術 術者 **夜久 均**（京都府立医科大学）

第9回 心臓外科ライブセミナー

2010年8月19日・20日／会場：岩手医科大学附属循環器医療センター

<19日>

レクチャー 1

先天性疾患 演者 **佐野俊二**（岡山大学）

レクチャー 2

後天性疾患 演者 **夜久 均**（京都府立医科大学）

レクチャー 3

大血管疾患 演者 **大北 裕**（神戸大学）

ライブ 1

不完全型房室中隔欠損症根治術 術者 **坂本喜三郎**（静岡県立こども病院）

ライブ 2

弓部全置換術 術者 **岡林 均**（岩手医科大学）

ミニレクチャー&ディスカッション 1

先天性疾患 演者 **角 秀秋**（福岡市立こども病院）

ミニレクチャー&ディスカッション 2

CAVG+Valve 演者 **高梨秀一郎**（榊原記念病院）

ミニレクチャー&ディスカッション 3

大血管疾患 演者 **荻野 均**（国立循環器病センター）

<20日>

ビデオシンポジウム 座長：川副浩平（聖路加国際病院）

ハイリスク大動脈弁狭窄症例
に対する治療戦略 プレゼンター **高梨秀一郎**（榊原記念病院）
小宮達彦（倉敷中央病院）

ライブ 1

僧帽弁形成術 術者 **田嶋一喜**（名古屋第二赤十字病院）

ライブ 2

CABG+僧帽弁形成術 術者 **坂田隆造**（京都大学）

第10回 心臓外科ライブセミナー

2011年8月19日・20日／会場：聖路加看護大学講堂（アリス・C・セントジョン メモリアルホール）

<19日>

ライブ1　座長：坂田隆造（京都大学）／中継解説：岡林 均（岩手医科大学）

MVP　術者 **川副浩平**（聖路加国際病院）

ライブ2　座長：荻野 均（東京医科大学）／中継解説：小宮達彦（倉敷中央病院）

弓部全置換術　術者 **大北 裕**（神戸大学）

ライブ3　座長：坂本喜三郎（静岡県立こども病院）／中継解説：高橋幸宏（榊原記念病院）

ダムス・ケイ・スタンセル＋グレン術　術者 **角 秀秋**（福岡市立こども病院）

ミニレクチャー1

僧帽弁手術――P2病変　演者 **坂田隆造**（京都大学）

ミニレクチャー2

大動脈瘤手術　演者 **荻野 均**（東京医科大学）

ミニレクチャー3

単心室手術　演者 **坂本喜三郎**（静岡県立こども病院）

ミニレクチャー4

僧帽弁手術――MAC　演者 **田嶋一喜**（名古屋第二赤十字病院）

ミニレクチャー5

僧帽弁手術――虚血性MR　演者 **夜久 均**（京都府立医科大学）

<20日>

記念講演　座長：井野隆史（さいたま市民医療センター）

ドイツ胸部外科学会名誉会員就任記念講演　演者 **佐野俊二**（岡山大学）

ライブ1　座長：大北 裕（神戸大学）／中継解説：岡村吉隆（和歌山県立医科大学）

CABG　術者 **夜久 均**（京都府立医科大学）

ライブ2　座長：小宮達彦（倉敷中央病院）／中継解説：田嶋一喜（名古屋第二赤十字病院）

心室中隔心筋切開切除術　術者 **高梨秀一郎**（榊原記念病院）

ミニシンポジウム

左室流出路狭窄に対する手術　シンポジスト **大北 裕**（神戸大学）
小宮達彦（倉敷中央病院）
坂田芳人（池上総合病院）
高山守正（榊原記念病院）

第11回 心臓外科ライブセミナー

2012年8月10日・11日／会場：聖路加看護大学講堂（アリス・C・セントジョン メモリアルホール）

<10日>　座長：大北 裕（神戸大学）

ライブ1　司会：岡林 均（岩手医科大学）／中継解説：柴田利彦（大阪市立総合医療センター）

Porcelain Aorta　術者 **田嶋一喜**（名古屋第二赤十字病院）

ライブ2　司会：坂田隆造（京都大学）／中継解説：夜久 均（京都府立医科大学）

OPCAB　術者 **小宮達彦**（倉敷中央病院）

ライブ3　司会：角 秀秋（福岡市立こども病院）／中継解説：松尾浩三（千葉県循環器病センター）

TOF術後TR+PR術　術者 **坂本喜三郎**（静岡県立こども病院）

特別講演

Konno手術と今野教授回想　演者 **龍野勝彦**（タツノ内科・循環器科）

<11日>　座長：坂田隆造（京都大学）

ライブ1　司会：坂本喜三郎（静岡県立こども病院）／中継解説：角 秀秋（福岡市立こども病院）

Rastelli変換術　術者 **高橋幸宏**（榊原記念病院）

ライブ2　司会：坂田隆造（京都大学）／中継解説：田嶋一喜（名古屋第二赤十字病院）

大動脈弁形成術　術者 **川副浩平**（聖路加国際病院）

ビデオワークショップ1

弁形成術　演者 **夜久 均**（京都府立医科大学）

ビデオワークショップ2

弁温存基部置換術　演者 **高梨秀一郎**（榊原記念病院）

第12回 心臓外科ライブセミナー

2013年8月31日／会場：聖路加看護大学講堂（アリス・C・セントジョン メモリアルホール）

座長：坂田隆造（京都大学）

ライブ 1 コメンテーター：荻野 均（東京医科大学）／中継解説：小宮達彦（倉敷中央病院）

CABG for MCLS 術者 **夜久 均**（京都府立医科大学）

ライブ 2 コメンテーター：荻野 均（東京医科大学）／中継解説：田嶋一喜（名古屋第二赤十字病院）

Reimplantation 術者 **大北 裕**（神戸大学）

ライブ 3 コメンテーター：坂本喜三郎（静岡県立こども病院）／中継解説：高橋幸宏（榊原記念病院）

Fontan Conversion 術者 **佐野俊二**（岡山大学）

ライブ 4 コメンテーター：荻野 均（東京医科大学）／中継解説：岡林 均（岩手医科大学）

Remodeling 術者 **高梨秀一郎**（榊原記念病院）

ライブ 5 コメンテーター：荻野 均（東京医科大学）／中継解説：角 秀秋（福岡市立こども病院）

MICS MVP 術者 **川副浩平**（聖路加国際病院）

第13回 心臓外科ライブセミナー

2014年8月30日／会場：聖路加看護大学講堂（アリス・C・セントジョン メモリアルホール）

総合司会：坂田隆造（京都大学）

ライブ 1 コメンテーター：松居喜郎（北海道大学）／中継解説：荻野 均（東京医科大学）

TAAA 術者 **大北 裕**（神戸大学）

ライブ 2 コメンテーター：佐野俊二（岡山大学）、高橋幸宏（榊原記念病院）／
中継解説：角 秀秋（福岡市立こども病院）

TOF or CAVVR±Fontan 術者 **坂本喜三郎**（静岡県立こども病院）

ライブ 3 コメンテーター：夜久 均（京都府立医科大学）／中継解説：田嶋一喜（名古屋第二赤十字病院）

Remodeling 術者 **高梨秀一郎**（榊原記念病院）

ライブ 4 コメンテーター：岡林 均（岩手医科大学）／中継解説：小宮達彦（倉敷中央病院）

AVP+上行置換 術者 **川副浩平**（聖路加国際病院）

第14回 心臓外科ライブセミナー

2015年8月29日／会場：島津製作所本社　本館大ホール

総合司会：川副浩平（関西医科大学・聖路加国際病院）

ビデオセッション 1　座長：岡林 均（岩手医科大学）

慢性血栓塞栓性肺高血圧（CTEPH）
に対する肺動脈内膜剥離術（PEA）　術者 **荻野 均**（東京医科大学）

ライブ 1　座長：佐野俊二（岡山大学）
コメンテーター：高橋幸宏（榊原記念病院）／中継解説：坂本喜三郎（静岡県立こども病院）

Ebstein 病に対する cone 術　術者 **角 秀秋**（福岡市立こども病院）

ライブ 2　座長：大北 裕（神戸大学）
コメンテーター：田嶋一喜（名古屋第二赤十字病院）／中継解説：高梨秀一郎（榊原記念病院）

AR+MRに対する大動脈弁形成術
及び僧帽弁形成術　術者 **小宮達彦**（倉敷中央病院）

テクニカルスキル・アカデミー 1　座長：坂田隆造（神戸市立医療センター中央市民病院）

僧帽弁閉鎖不全症に対する僧帽弁形成術　術者 **松森正術**（神戸大学）

テクニカルスキル・アカデミー 2　座長：坂田隆造（神戸市立医療センター中央市民病院）

僧帽弁弁輪部高度石灰化症例に対する弁置換術
――CUSAと牛心膜パッチを用いた in situ 置換　術者 **高木 靖**（藤田保健衛生大学）

ビデオセッション 2　座長：夜久 均（京都府立医科大学）

虚血性心疾患（EF8%）に対する
オーバーラッピング型手術、僧帽弁複合体形成術　術者 **松居喜郎**（北海道大学）

第15回 心臓外科ライブセミナー
Meet the Experts "State of the Art Surgery"
2016年8月27日／会場：聖路加臨床学術センター 国際会議場日野原ホール

＜弁膜症＞座長：大北 裕（神戸大学）、岡林 均（岩手医科大学）、高梨秀一郎（榊原記念病院）

講演1 **僧帽弁石灰化の処置** 演者 **岡林 均**（岩手医科大学）

講演2 **M-tube法によるvalve respect surgery** 演者 **松居喜郎**（北海道大学）

講演3 **僧帽弁形成術における リングサイズ・形態における考察** 演者 **夜久 均**（京都府立医科大学）

講演4 **様々な病態に対する弁形成手技併用 Valsalva-David Reimplantation手術** 演者 **荻野 均**（東京医科大学）

講演5 **Type2ARに対する大動脈弁形成術** 演者 **小宮達彦**（倉敷中央病院）

＜心臓・虚血性＞座長：夜久 均（京都府立医科大学）、小宮達彦（倉敷中央病院）

講演1 **人工透析患者の心臓手術** 演者 **田嶋一喜**（名古屋第二赤十字病院）

講演2 **Extending Myectomy** 演者 **高梨秀一郎**（榊原記念病院）

＜先天性＞座長：佐野俊二（UCSF）、角 秀秋（福岡市立こども病院）

講演1 **心内膜床欠損症、double orifice mitral valve術後に発生した 左室流出路狭窄、僧帽弁逆流に対する今野手術、 僧帽弁形成術の一例** 演者 **大北 裕**（神戸大学）

講演2 **Norwood Sano手術から心筋再生医療まで** 演者 **佐野俊二**（UCSF）

講演3 **Ebstein奇形に対する弁形成** 演者 **角 秀秋**（福岡市立こども病院）

講演4 **先天性複雑心疾患の肺循環醸成: 明日のために！** 演者 **坂本喜三郎**（静岡県立こども病院）

ビデオセッション 座長：大北 裕（神戸大学）、岡林 均（岩手医科大学）、高梨秀一郎（榊原記念病院）

大動脈弁形成術 術者 **川副浩平**（関西医科大学）

＜臨床研究＞座長：田嶋一喜（名古屋第二赤十字病院）、荻野 均（東京医科大学）

講演1 **非虚血性拡張型心筋症に対する 左室形成術の限界と新たな試み** 演者 **松居喜郎**（北海道大学）

講演2 **手術時間とマイクロバブル** 演者 **高橋幸宏**（榊原記念病院）

講演3 **機能性僧帽弁閉鎖不全との 遭遇・臨床研究の道程** 演者 **坂田隆造**（神戸市立医療センター中央市民病院）

講演4 **急性大動脈解離における脳灌流異常対策** 演者 **大北 裕**（神戸大学）

Closing Address

200CLUB 来し方行く末 演者 **川副浩平**（関西医科大学・200CLUB代表世話人）

第16回 心臓外科ライブセミナー

2017年8月26日／会場：聖路加看護大学講堂（アリス・C・セントジョン メモリアルホール）

司会進行・コメンテーター：岡林 均（岩手医科大学）、荻野 均（東京医科大学）、角 秀秋（福岡市立こども病院）、
高橋幸宏（榊原記念病院）、夜久 均（京都府立医科大学）

ライブ 1　中継解説：阿部恒平（聖路加国際病院）

僧帽弁形成術　術者 **川副浩平**（聖路加国際病院）

ライブ 2　中継解説：三隅寛恭（聖路加国際病院）

大動脈弁形成術　術者 **川副浩平**（聖路加国際病院）

ライブ 3　中継解説：田中裕史（神戸大学）

右側大動脈弓、左鎖骨下動脈起始異常、Kommerell憩室　術者 **大北 裕**（神戸大学）

ライブ 4　中継：島本 健（倉敷中央病院）

自己弁温存大動脈基部置換術　術者 **小宮達彦**（倉敷中央病院）

ライブ 5　中継解説：猪飼秋夫（静岡県立こども病院）

共通房室弁再形成術、完全右心バイパス術　術者 **坂本喜三郎**（静岡県立こども病院）

ライブ 6　中継解説：田嶋一喜（名古屋第二赤十字病院）

CABG　術者 **高梨秀一郎**（榊原記念病院）

200CLUB（トゥー ハンドレッド クラブ）**著**
日本の心臓外科の隆盛期をけん引してきた医師でつくる、心臓外科医の育成を目的とした組織。名称は、優れた心臓外科医の証といえる「年間200症例以上の心臓外科手術」にちなむ。
1997年からSFCS（Summer Forum of Cardiac Surgeons）として活動を始め、2001年からは200CLUBとして、メンバーが執刀する手術をライブ配信する「心臓外科ライブセミナー」や、アニマル・ラボでメンバーが手術手技を直接指導する「Fellow Training Program」を開催してきた。通算20余年にわたり活動し、2018年2月をもって閉会。これまでの総参加者数は、全国から延べ2000名を数える。

オペ室からの伝言—心臓外科のマイスターたちが語るプロフェッショナルの道

発　行	2019年2月14日　初版第1刷発行
著　者	200CLUB（代表 川副浩平）
発行人	渡部新太郎
発行所	株式会社 日本医学出版
	〒113-0033　東京都文京区本郷3-18-11　TYビル5F
	電話 03-5800-2350　FAX 03-5800-2351

制　作	晴美制作室 株式会社
	構成：東海晴美　編集担当：坂口香野　校閲・校正：渡部光子・中島香菜
	座談会取材：荻 和子　撮影：轟 美津子
装丁・デザイン	山田英夫
印刷・製本	株式会社 誠晃印刷

ISBN978－4－86577－033－9　Printed in Japan